Bachmann / Kofler-Bettschart

Säure-Basen-Therapie: So hilft sie mir bei Erschöpfung

Dr. med. Robert M. Bachmann
Dr. Birgit Kofler-Bettschart

Säure-Basen-Therapie: So hilft sie mir bei Erschöpfung

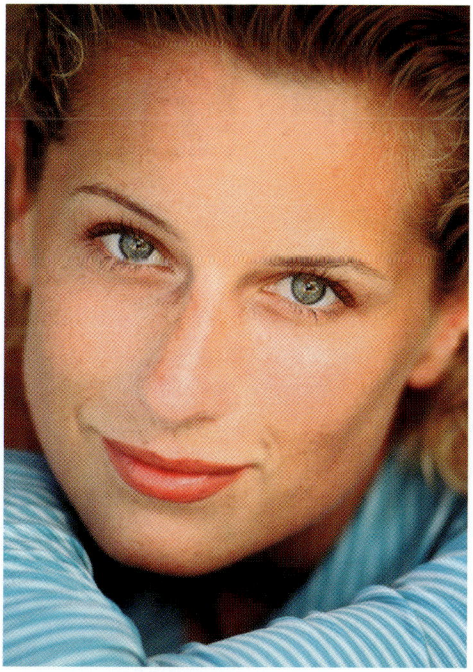

Die optimale Ernährung im Alltag – die besten Rezepte zum Ausprobieren

TRIAS

Bibliografische Information
der Deutschen Bibliothek
Die Deutsche Bibliothek verzeichnet
diese Publikation in der Deutschen
Nationalbibliografie; detaillierte bibliografische Daten sind im Internet über
http://dnb.ddb.de abrufbar

Umschlaggestaltung und Layout:
Cyclus · Visuelle Kommunikation,
Stuttgart,
unter Verwendung eines Fotos von
getty (vorn), stockfood (hinten)

Programmplanung: Sibylle Duelli
Lektorat: Con:text, Thomas Kopal

Bildnachweis: S. 48, 49, 50, 52, 53, 54,.
Norbert Reismann, S. 90, 93, 95, 96, 98,
99, 100, 107, 110, 111, 112, 114, 116, 117,
118, 119, 121,122,124, 126, 126
Fridhelm Volk; MEV, Augsburg; creativ
coll.; photoDisc, Inc. Seattle; Corel
Stock Library

Wichtiger Hinweis:
Wie jede Wissenschaft ist die Medizin ständigen Entwicklungen unterworfen, Forschung und klinische Erfahrung erweitern unsere Erkenntnisse, insbesondere was Behandlung und medikamentöse Therapie anbelangt. Soweit in diesem Werk eine Dosierung oder eine Applikation erwähnt wird, darf der Leser zwar darauf vertrauen, dass Autoren, Herausgeber und Verlag große Sorgfalt darauf verwandt haben, dass diese Angabe dem **Wissensstand bei Fertigstellung des Werkes** entspricht.
Für Angaben, Dosierungsanweisungen und Applikationsformen kann vom Verlag jedoch keine Gewähr übernommen werden. **Jeder Benutzer ist angehalten,** durch sorgfältige Prüfung der Beipackzettel der verwendeten Präparate und unter Umständen nach Konsultation eines Spezialisten festzustellen, ob die dort gegebene Empfehlung für Dosierungen oder die Beachtung von Kontraindikationen gegenüber der Angabe in diesem Buch abweicht. Eine solche Prüfung ist besonders wichtig bei selten verwendeten Präparaten oder solchen, die neu auf den Markt gebracht worden sind. **Jede Dosierung oder Anwendung erfolgt auf eigene Gefahr des Benutzers.** Autoren und Verlag appellieren an jeden Benutzer, ihm etwa auffallende Ungenauigkeiten dem Verlag mitzuteilen.

Oswald-Hesse-Str. 50
70469 Stuttgart
Printed in Germany

Satz: Cyclus · Media Produktion,
Stuttgart
Druck: Westermann Druck Zwickau
GmbH

Gedruckt auf chlorfrei
gebleichtem Papier

ISBN 3-8304 3262-3

INHALT

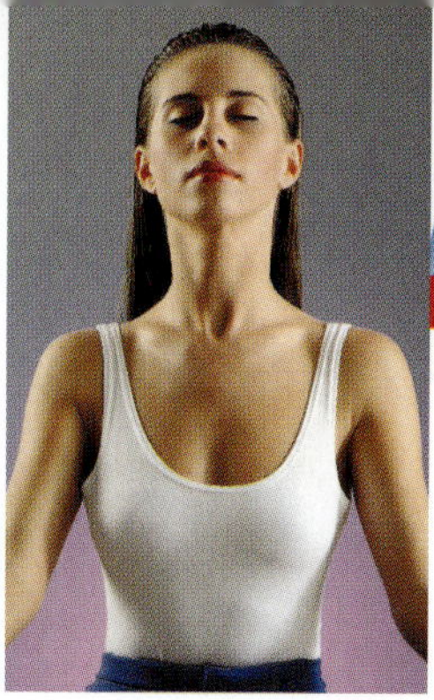
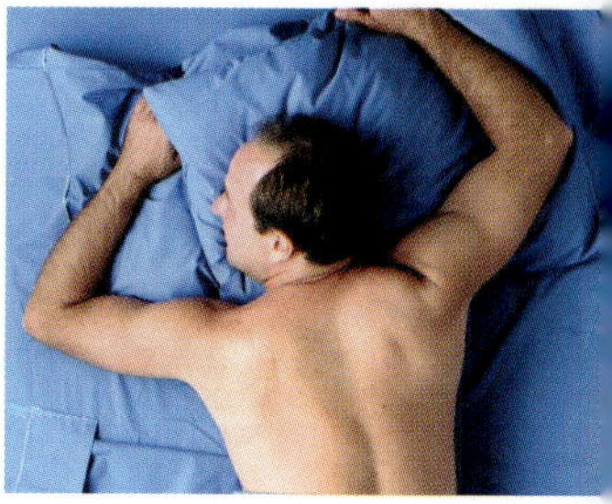
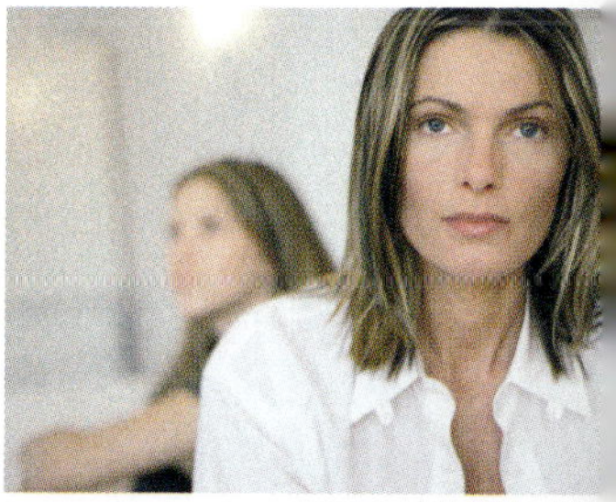
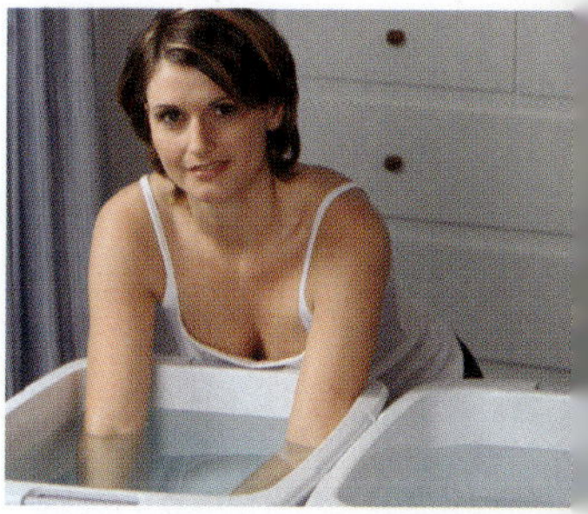

INHALT

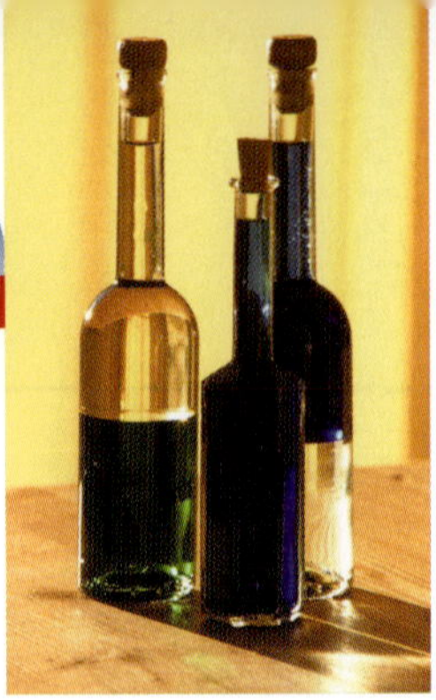

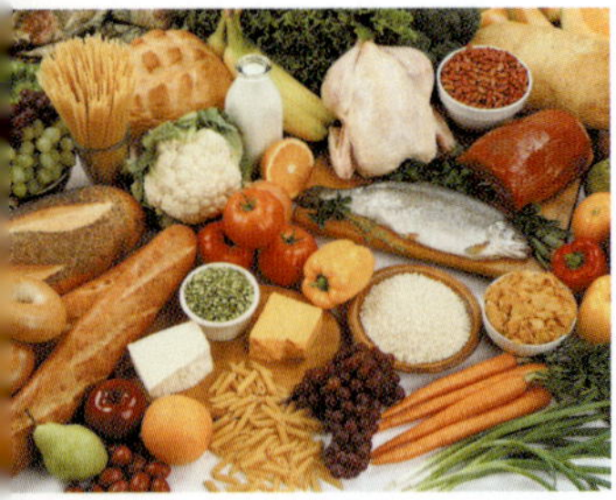

ERNÄHRUNG

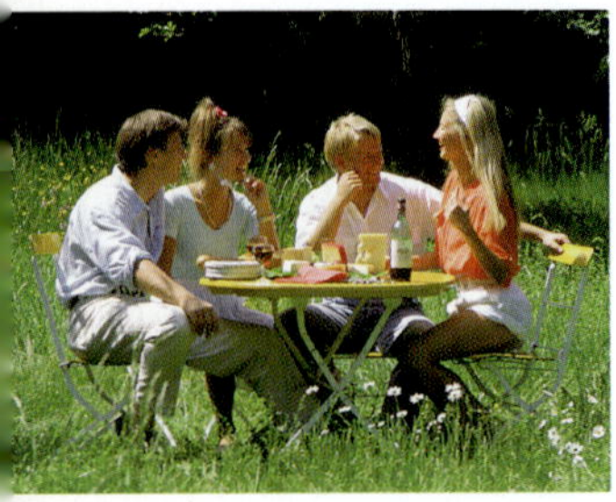

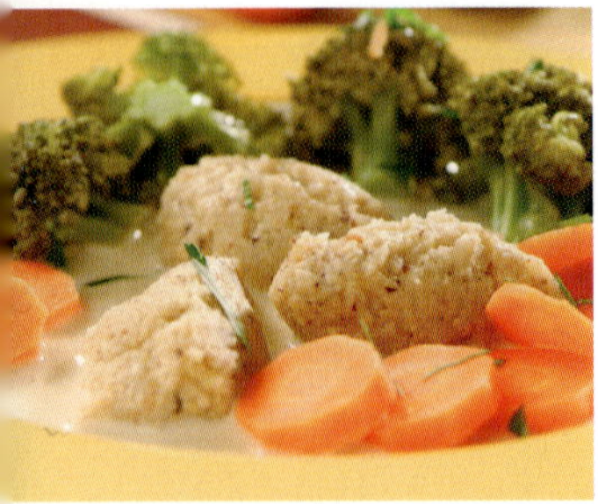

REZEPTE

Zu diesem Buch

Zahlreiche chronische Beschwerden lassen sich durch eine ausgewogene Ernährung nach dem Prinzip der Säure-Basen-Balance deutlich bessern. Das Wissen über diese Zusammenhänge – vor einigen Jahren noch kleinen Zirkeln von „Eingeweihten" vorbehalten – gewinnt zunehmend an Bekanntheit.

Hier werden Sie fündig: Wenn Sie auf der Suche nach einer wirksamen Unterstützung Ihrer derzeitigen Therapie sind und auch dann, wenn Sie Ihre Müdigkeit und Erschöpfung schon mithilfe der Säure-Basen-Balance erfolgreich behandeln und nun Tipps und attraktive Rezepte für die tägliche Ernährung suchen.

Immer mehr Menschen haben inzwischen während einer Kur oder in der Therapie bei naturheilkundlich orientierten Ärztinnen und Ärzten die Erfahrung gemacht, dass ihre Beschwerden durch die praktische Umsetzung des Konzepts der Säure-Basen-Balance deutlich besser werden oder sogar ganz verschwinden. Entscheidend dabei ist es, das Konzept und die Ernährungsrichtlinien der Säure-Basen-Balance in den ganz normalen Alltag integrieren zu können: durch einfach nachzukochende Rezepte für jeden Tag, die das Leben nach der Säure-Basen-Balance attraktiver machen als bloße Nahrungsmitteltabellen; aber auch durch Tipps für das Adaptieren eigener Rezepte und die Verpflegung unterwegs, im Restaurant oder der Kantine.

Diesen Bedürfnissen soll dieses Buch gerecht werden. Es geht auf die Zusammenhänge zwischen Übersäuerung und Problemen mit Erschöpfung sowie auf das Konzept des ausgewogenen Säure-Basen-Haushaltes ein. Das Buch gibt hilfreiche Tipps für die Ernährungsumstellung und liefert praktische Hinweise und schmackhafte, leicht nachzukochende Rezepte für eine dauerhafte Ernährung nach der Säure-Basen-Balance.

Viel Spaß beim Lesen und Umsetzen wünschen Ihnen

Dr. med. Robert M. Bachmann
Dr. Birgit Kofler-Bettschart

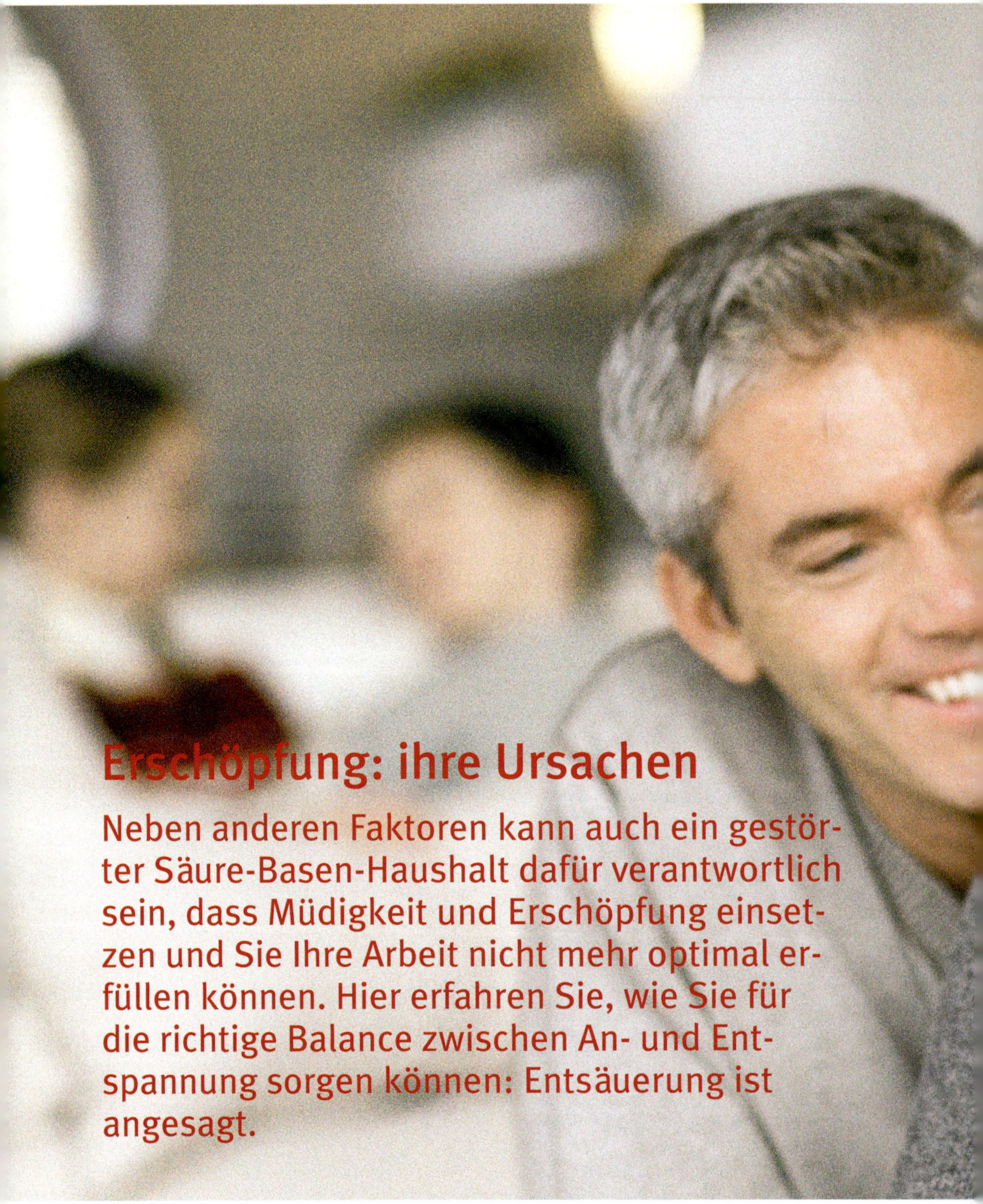

Erschöpfung: ihre Ursachen

Neben anderen Faktoren kann auch ein gestörter Säure-Basen-Haushalt dafür verantwortlich sein, dass Müdigkeit und Erschöpfung einsetzen und Sie Ihre Arbeit nicht mehr optimal erfüllen können. Hier erfahren Sie, wie Sie für die richtige Balance zwischen An- und Entspannung sorgen können: Entsäuerung ist angesagt.

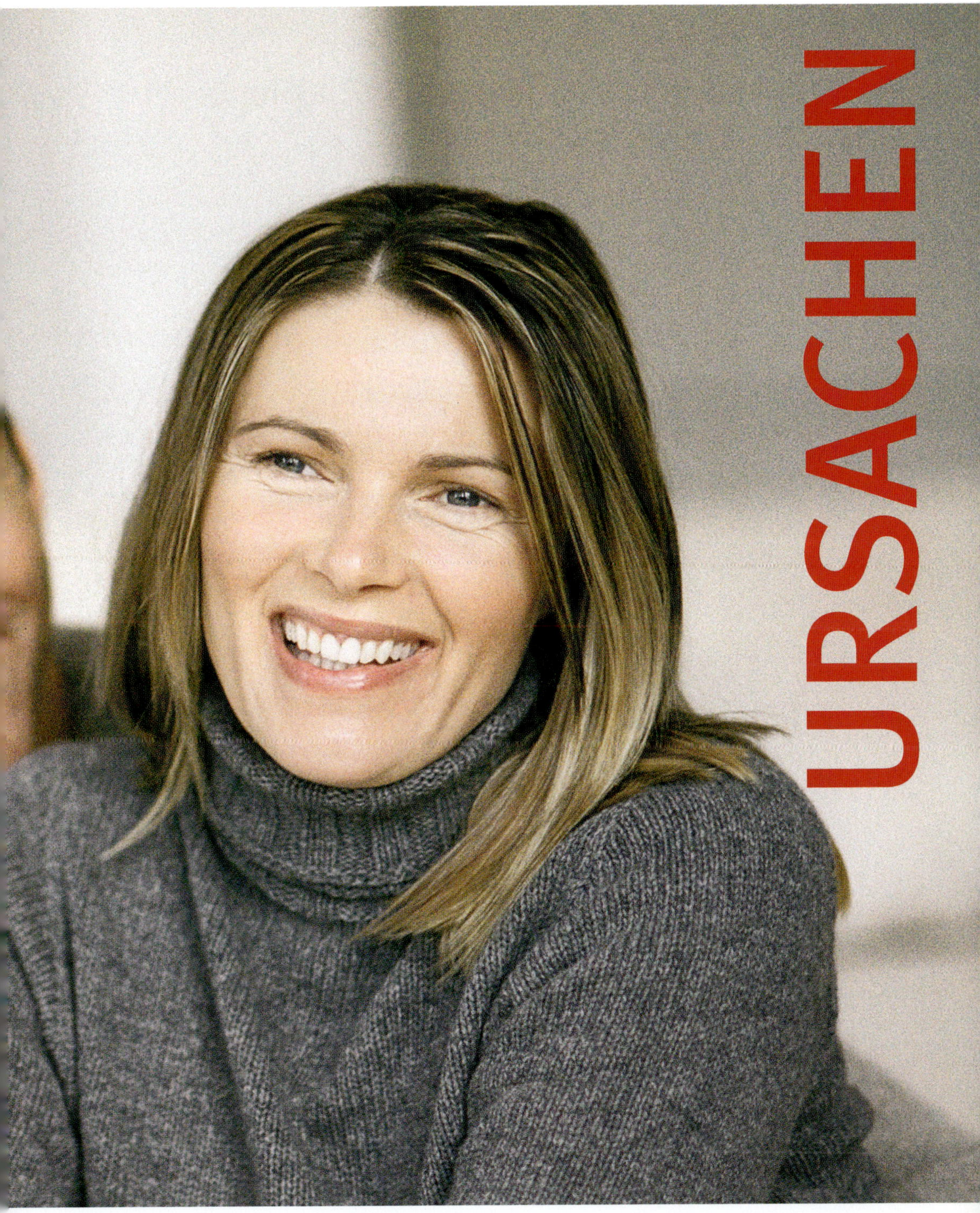

URSACHEN

Woher kommt die Erschöpfung?

Die Ernährung hat einen ganz wichtigen Einfluss auf die Entstehung von Müdigkeit und Erschöpfung. Unsere gängige Ernährung – mit viel tierischem Eiweiß, Fett und häufig zu wenig Obst und Gemüse – ist mit dafür verantwortlich, dass unser Organismus übersäuert – und dabei auch die Vitalität leidet.

Müdigkeit und Erschöpfung kennen wir alle – ob gesund oder krank. Müdigkeit ist eine völlig normale Reaktion auf Beanspruchung und Anstrengung. Nach schweren Belastungen lassen unvermeidlich die Kräfte nach – und das ist eine sehr wichtige natürliche Reaktion des Körpers. Denn so schützt er sich vor Überanstrengung und Überforderung. Diese natürliche Müdigkeit hilft mit, das körperliche und seelische Gleichgewicht zu bewahren. Und sie verschwindet auch rasch wieder, wenn wir uns ausreichend Erholung gönnen.

Doch zum Problem können Müdigkeit und Erschöpfung werden, wenn sie auch ohne eine besondere Anstrengung auftreten, wenn Sie sich bereits morgens müde und abgeschlagen fühlen, wenn Sie das Gefühl haben, dass Ihnen alles zu viel wird und Sie aufgrund Ihrer Erschöpfung Ihre Aufgaben nicht mehr ausreichend erfüllen können. Diese Form der ständigen Kraftlosigkeit, die das Leben schwer macht, unterscheidet sich deutlich von der „normalen" Müdigkeit: Man fühlt sich auch ohne vorangegangene Belastung oder auch nach langen Schlaf- und Ruhepausen wie gerädert.

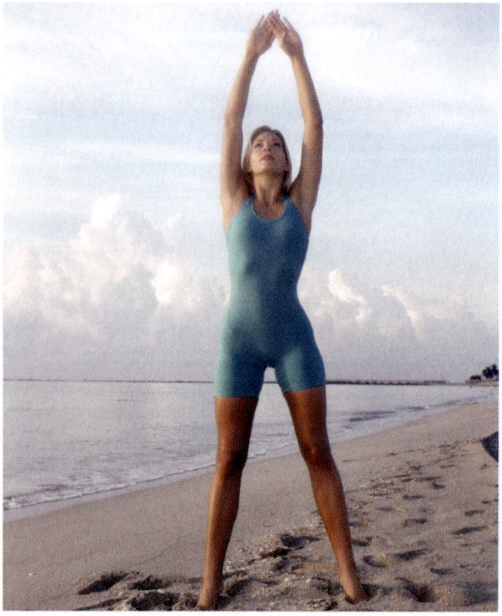

Dieses Phänomen ist viel weiter verbreitet als man oft glaubt. In einer deutschen Umfrage gaben kürzlich immerhin 31 Prozent der Bevölkerung an, manchmal oder häufig an „Ermüdungserscheinungen" zu leiden – Frauen leiden offenbar deutlich häufiger darunter als Männer.

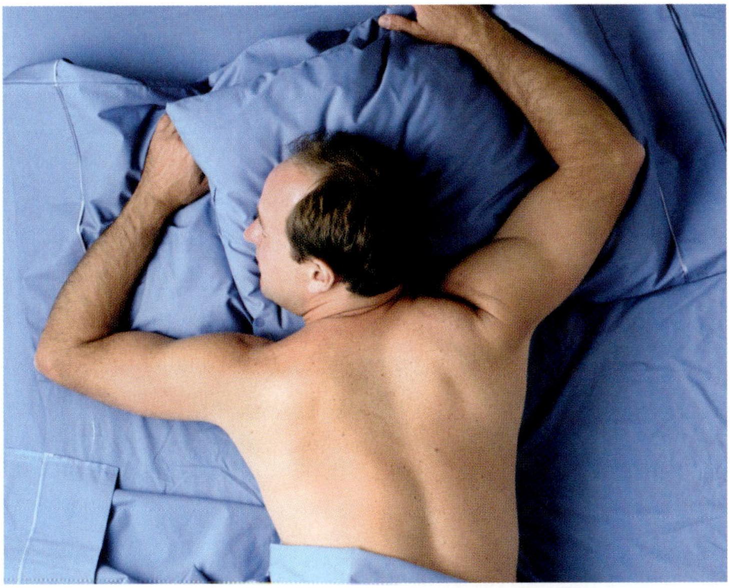

Ständige Müdigkeit und Erschöpfung ist in jedem Fall ein Alarmsignal Ihres Körpers, das Sie auf Vieles hinweisen kann: Darauf etwa, dass die Balance zwischen Belastung und Entspannung in Ihrem Alltag nicht stimmt, dass Ihre Energiereserven erschöpft sind, dass Ihr Bewegungs- und Ernährungsverhalten Ihnen nicht gut tut. Aber allenfalls auch darauf, dass Sie an einer körperlichen oder seelischen Erkrankung leiden, die unbedingt abgeklärt werden muss.

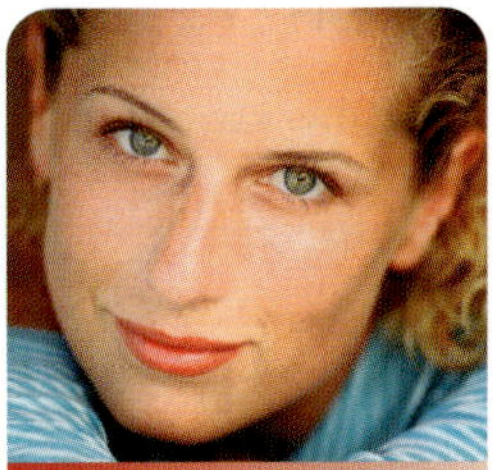

WICHTIG

Richtige Ernährung, Bewegung, Fitness, Stressabbau und Rauchverzicht – so kann man seine Erschöpfung positiv beeinflussen

FRAGEN ZUM LEBENSSTIL

ACHTUNG

Müdigkeit und Erschöpfung sind in jedem Fall ein wichtiges Signal unseres Körpers. Ein solcher Hilferuf des Organismus sollte Anlass sein, dass Sie sich Gedanken über Ihre Lebensumstände machen.

Wie sieht es mit dem Verhältnis zwischen Belastungen und Entspannung aus? Wie ist es um Ihr seelisches Wohlbefinden bestellt? Leiden Sie neben der Erschöpfung auch unter anderen Beschwerden? Bewegen Sie sich zu wenig? Bemerken Sie, dass Sie nach bestimmten Mahlzeiten oder dem Genuss bestimmter Nahrungsmittel besonders müde werden? Führen Sie doch ein Tagebuch und ermitteln Sie Situationen und Zeiten, in denen Sie sich besonders müde fühlen.

Das können Ursachen für Erschöpfung sein

Ein großes Spektrum von Erkrankungen oder Belastungen kann für das bedrückende Gefühl ständiger Müdigkeit, Abgeschlagenheit und Erschöpfung verantwortlich sein.

Ungünstige Ernährungsgewohnheiten führen zur Übersäuerung. Und die ist für zahlreiche Müdigkeitserscheinungen verantwortlich.

Blutmangel – oder wie Mediziner es nennen, Anämie – und Eisenmangel werden häufig als wichtige Ursachen für unnatürliche Müdigkeit angeführt. Allerdings ist das unter Experten nach neuesten Untersuchungen heute umstritten. Denn möglicherweise werden Menschen, die über Erschöpfung klagen, einfach öfter zur Blutuntersuchung geschickt – und bei ihnen daher der Mangel öfter entdeckt als bei anderen Personen.

Besonders häufig sind **Schlafstörungen** und eine **schlechte Schlafqualität** für permanente Müdigkeit und Erschöpfung verantwortlich. Dabei sollten Sie auch bedenken, dass Alkohol am Abend, aber auch Schlafmittel dazu führen können, dass Ihr Schlaf weniger erholsam wird.

Psychische Belastungen können ebenfall zu Müdigkeit und Erschöpfung führen.

Müdigkeit kann aber auch ein wichtiges Symptom verschiedener **psychischer Störungen** sein – besonders Angststörungen und Depressionen sind sehr häufig auch von Abgeschlagenheit und Erschöpfung begleitet. Genau diese ernsten psychischen Beschwerden stecken gar nicht so selten hinter dem Gefühl „Ich kann nicht mehr" oder „Mir ist alles zu viel". Sollte es bei Ihnen Hinweise dafür geben, dass sich derartige Probleme hinter Ihrer Erschöpfung verbergen, werden die Lebensstil-Veränderungen, wie wir Sie Ihnen in diesem Buch näher bringen, alleine nicht ausreichend sein, um Ihre Probleme in den Griff zu bekommen. Solche Maßnahmen können allenfalls begleitend helfen, aber Sie sollten sich jedenfalls in Behandlung bei einem Spezialisten oder einer Spezialistin begeben, damit die Depressionen oder Angststörungen fachgerecht therapiert werden können.

Auch verschiedene **Medikamente** können als unerwünschte Wirkung zu Müdigkeit führen. Das gilt unter anderem für manche Rheumamittel oder Arzneimittel gegen Bluthochdruck oder Allergien. Setzen Sie aber ohne Rücksprache mit der Ärztin oder dem Arzt, die Ihnen solche Mittel verschrieben haben, solche Medikamente nicht einfach selbst ab. Das kann andere negative Folgen für Ihre Gesundheit haben. Übrigens kann Müdigkeit auch durch Medikamente hervorgerufen werden, die sie gerade verhindern sollten – also Weck- oder Aufputschmittel. Die Ursache: Werden sie zu lange eingenommen, kippt der gewünschte Effekt ins Gegenteil, Mattigkeit und Konzentrationsstörungen können die Folge sein.

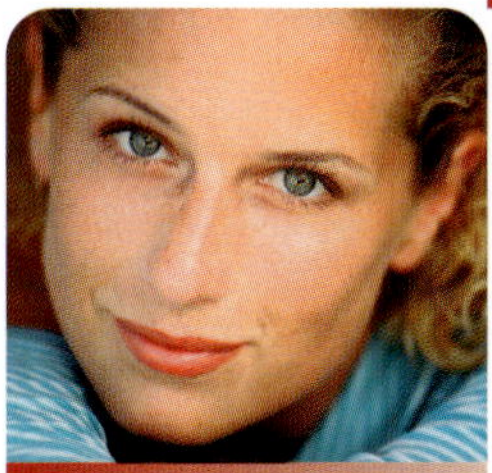

Das hilft:

Viel Obst und Gemüse essen. Darin befinden sich alle Stoffe, die der Körper benötigt, um fit zu bleiben.

Darüber hinaus können **chronische Virusinfektionen**, zum Beispiel Hepatitis-Infektionen oder Infektionen, mit dem Epstein-Barr-Virus, Bakterieninfektionen wie die Chlamydien-Infektionen oder Erkrankungen der Leber ebenso zu Erschöpfungszuständen und ständiger Müdigkeit führen wie **Stoffwechselerkrankungen**. Ursachen können hier etwa eine Unterfunktion der Schilddrüse, oder **schwerwiegende Krankheiten** wie Diabetes oder Krebs sein. Das zeigt schon, wie wichtig es ist, einen Arzt oder eine Ärztin zu konsultieren, wenn man für häufig auftretende Müdigkeit keine Erklärung findet.

Runter mit den Pfunden, das hilft

Gerade bei ständiger Müdigkeit spielt auch Übergewicht eine wichtige Rolle. Überflüssige Pfunde verknappen Ihre Energiereserven. Übergewichtige Menschen leider rascher als ihre normalgewichtigen Zeitgenossen an Kurzatmigkeit, Muskelermüdung und allgemeiner Erschöpfung, sobald sie sich anstrengen.

Sie sollten daher bei Problemen mit ständiger Erschöpfung unbedingt versuchen, überflüssige Pfunde loszuwerden und abzunehmen. Der richtige und erfolgreiche Weg dahin: Eine konsequente Ernährungsumstellung in Richtung Säure-Basen-Balance und ausreichende Bewegung. Radikale Diäten sollten Sie zum Abbau Ihres Übergewichts keinesfalls machen. Denn einseitige, extrem kalorienarme Ernährung und Fastenkuren können ihrerseits auch wieder zu Müdigkeit und Abgeschlagenheit führen. Und sie sind vor allem nicht dazu geeignet, langfristig Ihr Wunschgewicht auch zu halten. Besser ist es, Ihre Fettreserven langsam abzubauen – durch eine ausgewogene, basenorientierte Ernährung, wie wir sie Ihnen hier vorstellen, aber auch durch regelmäßige Bewegung, die das Abnehmen optimal unterstützt.

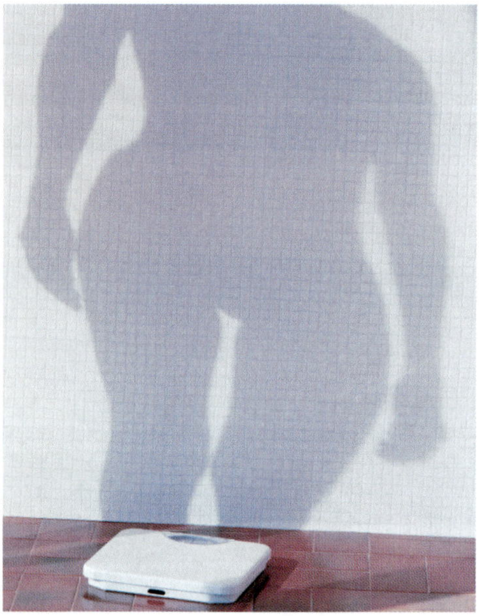

Bewegung tut gut

Fehlende körperliche Bewegung ist häufig mit eine Ursache von Abgespanntheit oder Müdigkeit. Das ist besonders tückisch, weil Betroffene leicht in einen Teufelskreis geraten können: Aufgrund der Müdigkeit trauen sie sich körperliche Aktivitäten nicht mehr zu und wer-

ACHTUNG — ATMEN GEGEN DIE MÜDIGKEIT

Oft ist oberflächliche Atmung mit für ständige Müdigkeit verantwortlich.

Das betrifft vor allem Menschen, die in der Arbeit viel sitzen und sich auch in ihrer Freizeit nicht viel bewegen. Dem können sie entgegen wirken, indem sie in Ihrem Alltag ganz bewusst tiefer, langsamer und entspannter atmen lernen. Solche Techniken bietet beispielsweise das Yoga an, aber auch Atemschulen können hier hilfreich sein.

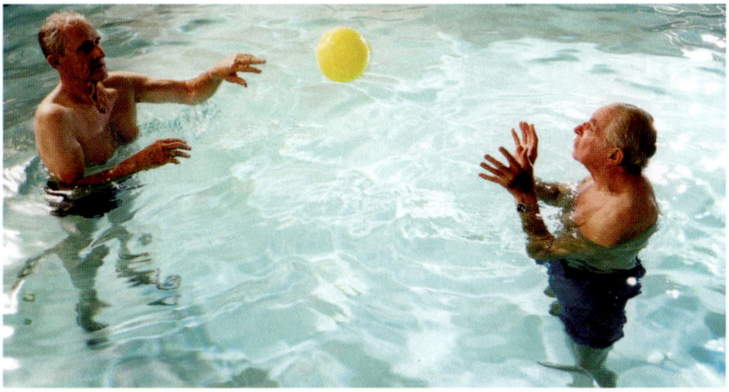

den inaktiv. Durch die fehlende Aktivität nimmt aber wiederum die Belastbarkeit und die Kondition ab: Aktivitäten, die früher Spaß gemach haben, werden beschwerlich und man vermeidet sie. Dadurch nimmt aber die Lust auf Bewegung noch weiter ab, und man steckt mitten drin im ungesunden Kreislauf von Erschöpfung und Bewegungsarmut.

Säure-Basen-Balance und Erschöpfung — Info

Nicht nur falsche Ernährung, mangelnde Bewegung und Stress wirken sich negativ auf Ihren Energiehaushalt und Ihr Wohlbefinden aus, sondern auch die Säure-Basen-Balance hat einen wichtigen Einfluss auf die Entstehung von Erschöpfungszuständen. Sind wir zu lange übersäuert, wirkt sich das auf alle Körperfunktionen negativ aus. Viele Menschen reagieren auf ein solches Ungleichgewicht mit Schlafproblemen oder Erschöpfungszuständen.

Sie sollten daher darauf achten, regelmäßig Bewegung in Ihren Tagesablauf einzubauen und dafür eine Bewegungsform wählen, die Ihnen Spaß macht und die auch leicht in Ihren Alltag zu integrieren ist. Besonders geeignet sind etwa rasches Gehen, Radfahren, Schwimmen, Ballspiele oder Tanzen. Am besten ist, wenn Sie diese Aktivitäten fest in Ihren Tagesplan einbauen – so wie jeden anderen Termin auch. Dann ist die Gefahr geringer, dass Sie die gesunde Bewegung immer wieder „ausfallen" lassen.

Müdigkeit und Erschöpfung: So diagnostiziert und behandelt sie die Schulmedizin

WICHTIG

Vor jeder Behandlung müssen zunächst einmal vom Arzt die genauen Ursachen für die Beschwerden abgeklärt werden.

Ihre Ärztin oder Ihr Arzt werden Sie, wenn Sie über ständige Müdigkeit und Erschöpfung klagen, zunächst einmal ausführlich befragen und eine körperliche Untersuchung vornehmen. Damit sie oder er den tatsächlichen Ursachen Ihres Zustands auf die Spur kommen kann, ist auch Ihre Mithilfe sehr wichtig: Sie sollten ganz offen über Ihre Lebenssituation und Ihre damit zusammenhängenden Probleme sprechen. Wichtig ist, dass Sie sich in der Vorbereitung des Gesprächs auch selbst beobachten: Besteht ein Zusammenhang zwischen Ihrer Erschöpfung und sonstigen körperlichen Beschwerden oder mit besonderen Belastungen im Alltag? Wann verbessern sich und wann verschlechtern sich Ihre

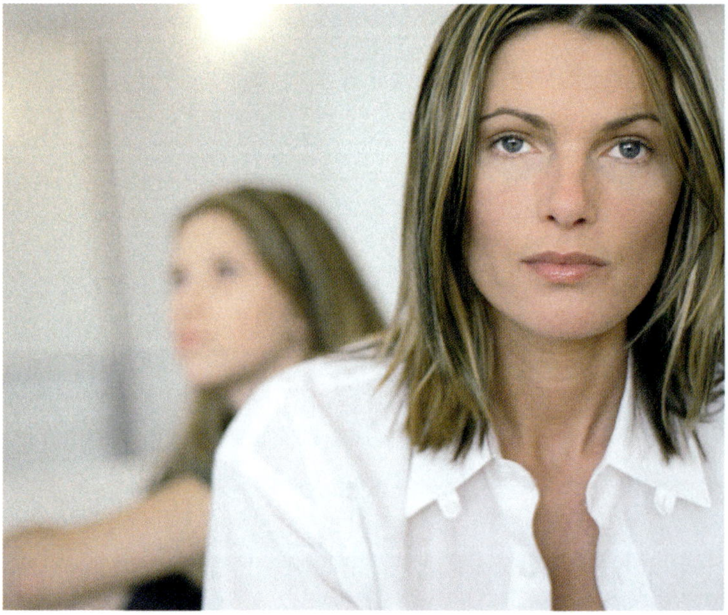

Beschwerden? Leiden Sie schon länger unter dieser Erschöpfung oder ist Ihnen dieses Gefühl neu? Damit können Sie Ihrer Ärztin oder Ihrem Arzt wichtige Hinweise geben.

Weil Erschöpfung auch ein Anzeichen für eine Reihe von schweren Krankheiten sein kann, muss bei der Diagnosestellung besonders sorgfältig vorgegangen werden. Durch medizinische Tests müssen zunächst einmal verschiedene mögliche Ursachen für die Beschwerden abgeklärt bzw. ausgeschlossen werden. Die Untersuchungen sind dementsprechend zeitaufwändig.

Es sind dafür Laboruntersuchungen notwendig, die die Funktionsfähigkeit der inneren Organe wie Bauchspeicheldrüse, Niere, Leber, Darm, Schilddrüse oder Nebenniere und das Vorhandensein allergischer Erkrankungen überprüfen.

Können derartige schwerwiegende organische Probleme ausgeschlossen werden, sollte in einer zweiten Phase eine Situationsanalyse erfolgen. Dazu gehört die Analyse der Lebensumstände und den Verhältnissen am Arbeitsplatz. Auch die seelische Stresslage sollte geklärt werden. Wichtig ist auch eine Analyse der Nahrungsgewohnheiten: Eine auf lange Zeit stattgefundene Fehlernährung kann dazu beigetragen haben, dass dem Körper wichtige Stoffe wie Vitamine und Spurenelemente fehlen, dass er übersäuert ist, und in einem geschwächten, für Krankheiten besonders anfälligen Zustand befindet.

Wichtig

Viele Faktoren können für Erschöpfung verantwortlich sein. Beobachten Sie daher genau, in welchem Zusammenhang Ihre Probleme besonders häufig oder massiv auftreten, ob es bestimmte Umstände oder Nahrungsmittel sind, die Sie besonders müde machen. Mit diesem Wissen lassen sich die Beschwerden besser bekämpfen.

So helfen Änderungen des Lebensstils

Eine ganz wichtige Ursache für ständige Müdigkeit und Erschöpfung ist ein regelmäßig gestörter Schlaf, der Ihnen die ausreichende nächtliche Erholung verhindert. Einige Tipps, die Ihnen dabei helfen können, künftig wieder besser zu schlafen:

- Stehen Sie möglichst zu regelmäßigen Zeiten auf und versuchen Sie, Ihren Tagesablauf in einen gewissen Rhythmus zu bringen.
- Bewegen Sie sich tagsüber möglichst viel – kurz vor dem Zubettgehen sollten Sie allerdings keinen Sport mehr betreiben, denn Bewegung kann auch aufputschend wirken.
- Verzichten Sie ab 15 Uhr auf Kaffee oder Schwarztee um sich nicht aufzuputschen.
- Essen Sie möglichst früh und möglichst vor dem Schlafengehen – und auch dann möglichst leicht.
- Hilfreich ist ein Entspannungsritual, das Sie sich immer vor dem Einschlafen gönnen: Zum Beispiel ein wunderbar duftendes Kräuterbad.
- Verbannen Sie Fernsehen, Radio, Zeitschriften sowie den Computer aus Ihrem Schlafzimmer.
- Bauen Sie Entspannungsübungen beispielsweise aus dem autogenen Training oder dem Yoga vor dem Schlafengehen ein.

ACHTUNG

DAS KÖNNEN SIE SELBST TUN

- Achten Sie auf eine ausgewogene und fettarme Ernährung, mit der Sie sich ausreichend mit Vitaminen, Mineralstoffen und Spurenelementen versorgen können.
- Bewegen Sie sich viel und regelmäßig an der frischen Luft.
- Sorgen sie für einen regelmäßigen Lebensrhythmus.
- Achten Sie im Alltag auf Abwechslung und kleine Freuden.
- Trinken sie viel Wasser, und das nicht erst, wenn Sie Durst haben, sondern bereits vorher. Müdigkeit ist oft ein Zeichen dafür, dass Sie „ausgetrocknet" sind.
- Kalte Duschen und Trockenbürsten bringen den Kreislauf in Schwung.

Ganz besonders wichtig ist natürlich die Umstellung Ihrer Ernährung – wie wir Ihnen hier zeigen (siehe Seite 76). Eine Kost, die sich an den Prinzipien der Säure-Basen-Balance orientiert – mit viel Obst, Gemüse und wenig tierischem Fett – hilft Ihnen nicht nur, Ihre Erschöpfung in den Griff zu bekommen.

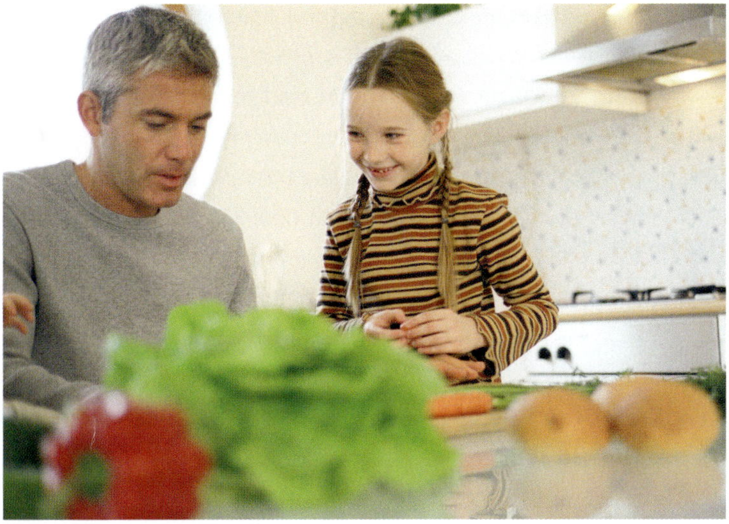

Nicht abschrecken lassen

Manche Schulmediziner sehen zwischen ständiger Müdigkeit, Erschöpfung und einem gestörten Säure-Basen-Haushalt keinen Zusammenhang. Im Gegenteil, wenn sie einen streng an Laborwerten orientierten Arzt konsultieren, könnte es sogar sein, dass er sie belächelt, wenn Sie ihre gestörte Säure-Basen-Balance ansprechen.

WICHTIG

Ernährung nach dem Prinzip der Säure-Basen-Balance ist rundum gesund.

Der Körper sei, meinen solche Skeptiker, durchaus in der Lage, der Übersäuerung selbst vorzubeugen und verfüge über so genannte „Puffersysteme", die dafür sorgen, dass die notwendige Balance zwischen Säuren und Basen im Blut immer konstant bleibt. Das stimmt – doch von einer Übersäuerung des Blutes ist in der Säure-Basen-Therapie auch nicht die Rede.

Eine Übersäuerung des Blutes ist in höchstem Maß unwahrscheinlich. Ganz anders sieht das aber in Organen und im Gewebe aus. Sie können schleichend übersäuern. Auch wenn die Blutwerte nicht krankhaft im Sinne einer Übersäuerung verändert sind, kann die Säure-Basen-Balance gestört sein.

URSACHEN

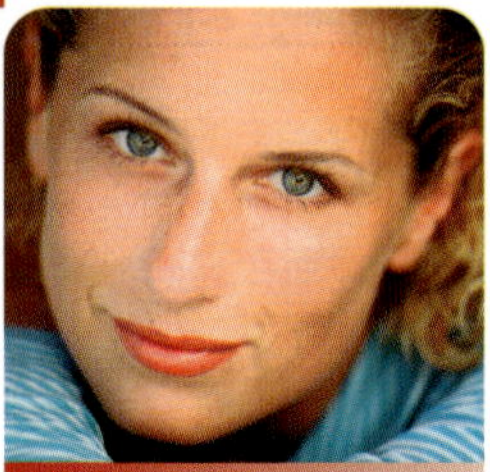

Das hilft:

Täglich an der frischen Luft weckt die Lebensgeister und füllt die Energietanks wieder auf.

Wer eine wirklich genaue Säure-Basen-Diagnostik haben möchte, sollte sich an eine Ärztin oder einen Arzt wenden, die mit der Säure-Basen-Balance vertraut sind. Denn es sind ausreichend spezifische Kenntnisse und Erfahrungen nötig, um zuverlässig zu erkennen, ob und inwieweit der Säure-Basen-Haushalt gestört ist. Auch wenn Ihre Behandlerin oder Ihr Behandler mit dem Konzept der Säure-Basen-Balance nicht viel anfangen kann – in einem Punkt werden er oder sie Ihnen jedenfalls zustimmen: Nämlich, dass die hier vorgeschlagene Ernährung mit viel Basen spendendem Obst und Gemüse und wenig saurem tierischen Eiweiß rundum gesund für Sie ist.

Behandlung

Die Behandlung hängt von den Ergebnissen der Untersuchung ab. Die Wirksamkeit von „Stärkungsmitteln", „Aufbausubstanzen" und ähnlichem ist nicht belegt. IhrTherapeut wird Ihnen üblicherweise ein schrittweises Vorgehen vorschlagen, das sich an Ihrem jeweiligen Leistungsvermögen orientiert.

Achtung

Das können Sie selbst tun

Um das persönliche Gleichgewicht von Leistungsfähigkeit und Entspannung wieder zu finden, sollten Sie Ihre Ernährung so anpassen, dass Sie sich wohler fühlen, und körperlich wieder aktiver werden.

Gegen Müdigkeit und Erschöpfung können Sie selbst viel tun und werden einige Veränderungen in Ihrem Lebensstil machen müssen.

Lernen Sie, sich ganz bewusst zu entspannen. Nutzen Sie bewährte Entspannungstechniken, wie die progressive Muskelentspannung nach Jacobson, autogenes Training, Yoga, Tai Chi oder Qui Gong. Alles, was Sie dazu brauchen, ist der Wille, sich die Methode anzueignen und die Bereitschaft, sich täglich eine halbe Stunde Zeit dafür zu nehmen. Viele Volkshochschulen oder Sporteinrichtungen bieten Trainings für derartige Methoden an. **Entspannungstechniken helfen Ihnen dabei, sich auch in Zeiten großer Belastung oder Anspannung zu entspannen und Abstand zu nehmen. Das kann Ihnen viel Kraft geben.**

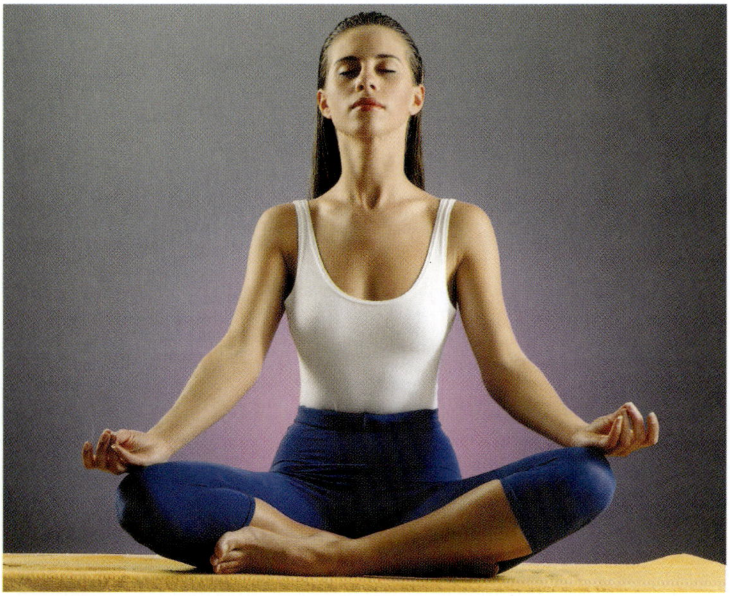

Zur Behandlung müssen die Ärzte genau abwägen, was Betroffenen individuell am besten hilft. Manchmal ist Psycho- und Verhaltenstherapie hilfreich oder ein Entspannungsverfahren, wie autogenes Training. Andere müssen zuerst einmal ihr Leben neu strukturieren, um mögliche Stresspotenziale und Versagensangste abzubauen.

Wegen der Verschiedenartigkeit möglicher Ursachen kann es keine standardisierte Therapie geben. Sie sollte sich vielmehr nach der individuellen Diagnose richten. Bei chronischen Infektionen zum Beispiel ist eine Behandlung mit Antibiotika wichtig. Hefepilze, Viren, Bakterien und Parasiten sollen so unter Kontrolle gebracht werden.

Angereicherte Gifte müssen aus dem Körper ausgeschieden werden. Dazu gibt es inzwischen eine ganze Reihe von Methoden. Aber auch die natürlichen Wege der Ausscheidung sollten angeregt werden. Zum Beispiel kann man solche reinigende Prozesse anleiten, indem man viel trinkt und in der Sauna schwitzt.

Was hat Erschöpfung mit Übersäuerung zu tun?

Mit der Nahrung nehmen wir täglich Säuren und Basen auf. Wie sie in unserem Körper letztendlich wirken, dafür ist der Stoffwechsel verantwortlich.

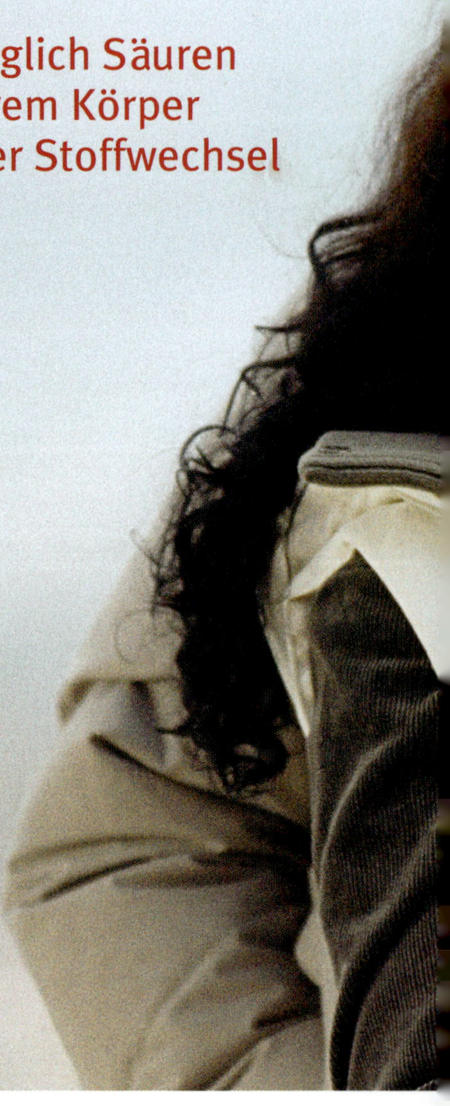

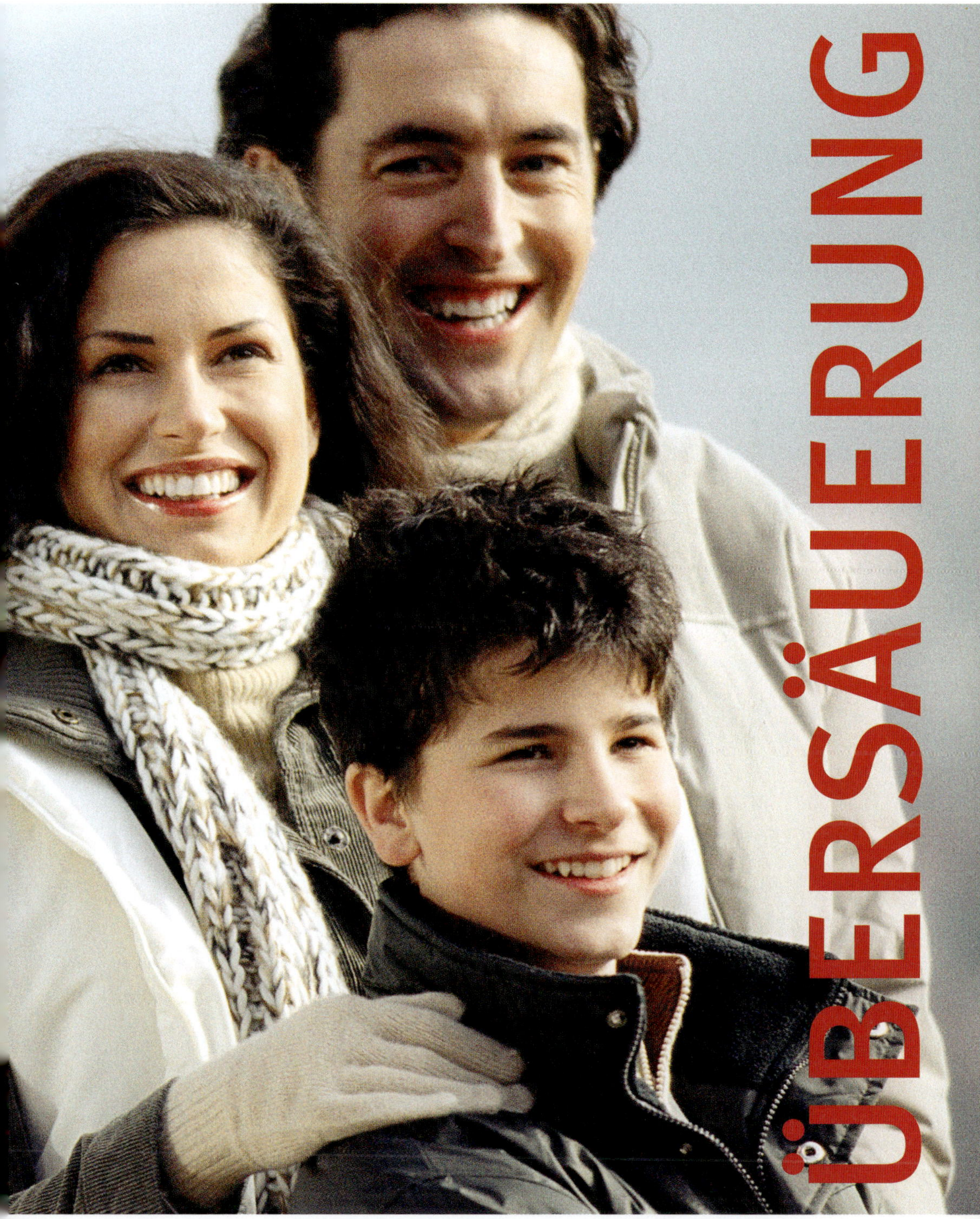
ÜBERSÄUERUNG

Enorm wichtig: die Säure-Basen-Balance

WICHTIG

Wenn der Säure-Basen-Haushalt des Körpers aus dem Gleichgewicht gerät, können ständige Müdigkeit und Erschöpfung die Folge sein.

Säuren und Basen gelangen mit der Nahrung in unseren Körper, wo dann die Stoffwechselprozesse dafür verantwortlich sind, ob ein saures oder basisches Milieu entsteht. Für eine störungsfreie Arbeit aller Stoffwechselfunktionen, besonders der Verdauung, ist es sehr wichtig, dass Säuren und Basen in einem ausgewogenen Verhältnis zueinander stehen. Denn nur bei einem exakt festgelegten Säuregrad (er wird als pH-Wert gemessen) können die chemischen Prozesse des Stoffwechsels optimal ablaufen. Das ist für unser Wohlbefinden und unsere Leistungsfähigkeit von größter Bedeutung.

Die richtige Balance zwischen Säuren und Basen ist die Grundlage für einen funktionierenden Organismus und damit auch für Ihre Gesundheit. Da diese Balance für Zellen und Gewebe so wichtig ist, verfügt unser Körperstoffwechsel über zahlreiche Möglichkeiten, wie er den störungsanfälligen Säure-Basen-Haushalt in einem engen Rahmen beständig halten kann. Inzwischen ist klar, dass es zu vielen chronischen Erkrankungen kommen kann oder sich solche Erkrankungen kontinuierlich verschlechtern können, wenn das notwendige Gleichgewicht zwischen Säuren und Basen aus den Fugen gerät. Und dazu kommt es bei vielen Menschen immer häufiger, trotz aller natürlicher Regulationsmechanismen, die dem Körper zur Verfügung stehen. Denn wir essen häufig zu viel vom Falschen, zu hastig, und bewegen uns zu wenig.

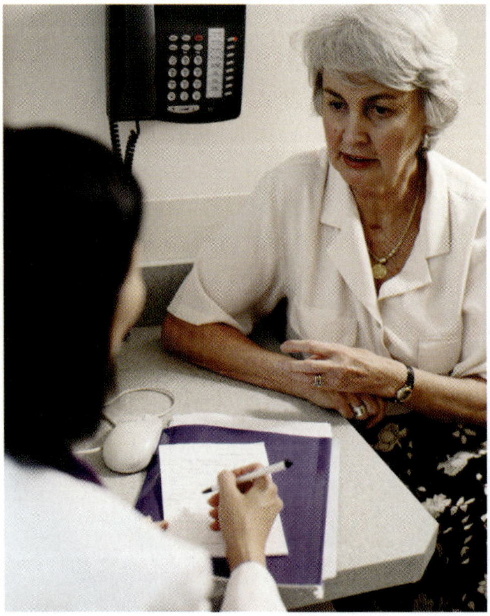

Nur ein klein wenig Chemie

Info

Säuren und Basen

Säuren sind chemische Verbindungen, die ein positiv geladenes Wasserstoff-Ion (H^+) abspalten können, Basen dagegen können ein negativ geladenes Teilchen abspalten, das aus einem Sauerstoff- und einem Wasserstoff-Ion (OH^-) besteht. Sind in einer Körperflüssigkeit gleich viele H^+- und OH^--Ionen vorhanden, so ist diese neutral, überwiegen die H^+-Ionen, ist sie sauer, überwiegen hingegen die OH^--Ionen, dann ist sie basisch.

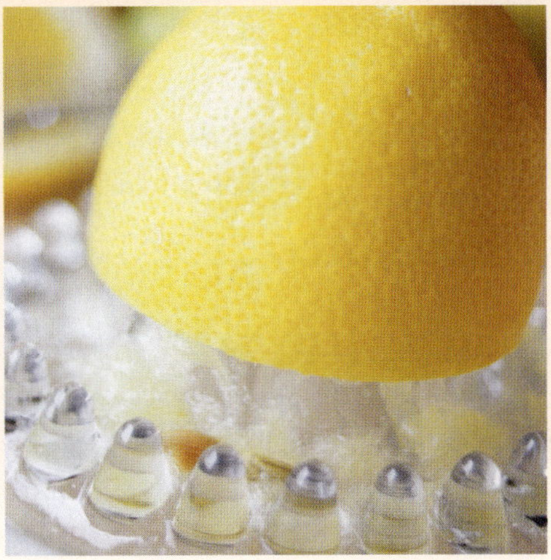

Salze

Treffen Säure und Base zusammen, so entsteht ein Salz. Salze, die durch das Zusammentreffen einer Base mit einer schwachen Säure entstanden, können durch stärkere Säuren gelöst werden. Manche Salze binden H^+-Ionen an sich. Gibt man diese Salze zu Säuren, so wird die Konzentration der H^+-Ionen in der Säure reduziert – die Säuren werden „schwächer".

pH-Wert

Die Menge der H^+-Ionen in einer Lösung bestimmt deren so genannten pH-Wert. Eine Lösung mit einem pH-Wert von 7, wie etwa Wasser, ist „neutral". Eine saure Lösung hat einen pH-Wert zwischen 0 bis 7, basisch ist eine Lösung mit einem pH-Wert zwischen 7 bis 14.

Auf den pH-Wert kommt es an

Die Stoffwechselprozesse in unserem Körper werden mit mehr als 2000 Enzymen, Vitaminen, Mineralstoffen, Spurenelementen und sekundären Pflanzenstoffen gesteuert. Je nach Ort, Organ und Enzym wird ein ganz bestimmter optimaler pH-Wert benötigt.

Die pH-Werte in den verschiedenen Flüssigkeiten und Geweben unseres Körpers sind nicht alle gleich. Im Blut liegt er üblicherweise zwischen 7,36 und 7,44 – ist also leicht basisch. An den Kommazahlen können Sie erkennen, dass der Normbereich dieses pH-Werts nur sehr geringe Schwankungen zulässt.

Unser Blut ist leicht basisch. Im Magen geht es enorm sauer zu, im Dünndarm eher basisch.

Im Magen wird eine äußerst starke Säure gebildet, nämlich die Salzsäure, mit einem pH-Wert von 1. Die Verdauungsdrüsen des Dünndarms bilden dagegen basische Lösungen. Anders als im Blut ist der pH-Wert in den Geweben, beispielsweise im Bindegewebe, viel größeren Schwankungen unterworfen.

WICHTIG

Je spezialisierter ein Organ ist, desto mehr ist es auf seinen optimalen pH-Wert angewiesen, um richtig arbeiten zu können.

Bei den Organen gilt: Je spezialisierter ein Organ ist, umso wichtiger ist es, dass der pH-Wert konstant in seinem Normbereich liegt. Weicht er stark von diesem ab oder ist er großen Schwankungen ausgesetzt, so beeinträchtigt dies den Ablauf jener chemischen Reaktionen, für die das jeweilige Organ in unserem Körper zuständig ist – schwere Beeinträchtigungen und Schäden können die Folge sein.

So lässt sich der Säure-Basen-Haushalt messen

Am genauesten wird der pH-Wert des Blutes mit einer Messelektrode gemessen. Er ist gut reguliert und weist nur geringe Schwankungen auf. Eine Übersäuerung ist hier recht unwahrscheinlich. Ganz anders sieht das aber in Organen und im Gewebe aus: Sie können schleichend übersäuern. Mit einer Messelektrode ist dies nicht zuverlässig zu erfassen, weshalb vielfach empfohlen wird, den pH-Wert im Urin zu überprüfen. Ist er stark sauer, kann das ein Hinweis auf eine generelle Übersäuerung des Körpers sein.

Der pH-Wert des Blutes ist gut reguliert und schwankt nur geringfügig. Organe und Gewebe können jedoch übersäuern: Einen Hinweis darauf kann der pH-Wert des Urins geben.

Wenn Sie eine wirklich genaue Säure-Basen-Diagnostik haben möchten, dann sollten Sie sich an eine Ärztin oder einen Arzt wenden, die mit der Säure-Basen-Therapie vertraut sind. Denn es sind ausreichend spezifische Kenntnisse und Erfahrungen nötig, um zu-

Hinweise: Säuregriff und Verquellungen

Achtung!

Eine Reihe von körperlichen Veränderungen können Ihnen einen Hinweis darauf geben, ob und wie sehr Ihre Säure-Basen-Balance gestört ist.

Das Bindegewebe hat die Aufgabe, die Organe mit Nährstoffen zu versorgen und gleichzeitig die Schlacken aus allen anderen Körperzellen abzutransportieren. Dieses Versorgen und Entsorgen geschieht über die Blutbahnen und die Lymphgefäße, indem Nährstoffe durch die

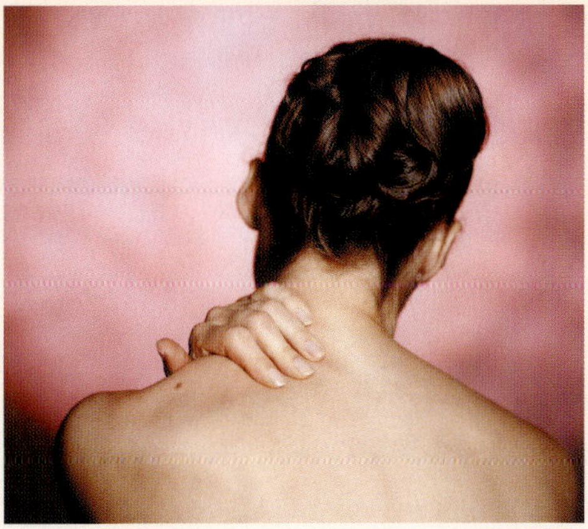

Verdauungsorgane zu- und Schlacken über Blut, Leber, Niere, Blase und Urin abtransportiert werden.

Bei einem zu hohen Säuregrad verändern sich die Eiweiße, es kommt zu Muskelverhärtungen, die schmerzen und mithilfe des „Säuregriffs" gut tastbar sind: Greifen Sie vom Schlüsselbein aus über Ihre Schulter. Über dem Schlüsselbein liegt ein Muskel, den Sie gut mit den Fingern greifen können. Ist er hart, vielleicht sogar schmerzhaft, ist dies ein Hinweis auf eine säurebedingte Muskelverhärtung.

Ein weiterer Hinweis auf übermäßig viel Säure im Gewebe sind Gewebsverquellungen, wie etwa die Zellulitis, ein erschlaffendes Doppelkinn oder ein etwas „volles" Gesicht. Um die überschüssige Säure zu verdünnen, lagert das Gewebe nämlich zusätzliche Flüssigkeit ein. Dies ist auch die Erklärung dafür, warum Sie nach einer ungewohnt anstrengenden sportlichen Leistung zunächst zu- statt abnehmen: Die beim Sport übermäßig gebildete Milchsäure wird durch zusätzlich eingelagerte Flüssigkeit verdünnt.

Ein Zeichen für Übersäuerung kann auch ein fahler, ungesunder Teint sein. Hier hat die Übersäuerung dazu geführt, dass der Stoffwechsel der Haut schwerer gestört ist: Die Hautelastizität lässt nach, weil sich das Bindegewebe durch zu viele Säuren verändert und nicht mehr straff bleibt. So erscheinen auch früher als es sein müsste die ersten Falten.

verlässig zu erkennen, ob und inwieweit der Säure-Basen-Haushalt gestört ist. Häufig machen Patienten auch die Erfahrung, dass Ärzte Methoden wie die Säure-Basen-Therapie als „Unsinn" abtun. Dann sollten Sie mit einem Arzt Ihres Vertrauens Kontakt aufnehmen.

Wie der Körper den richtigen pH-Wert einstellt

Wichtig

Unser Körper kann Basen nicht selbst produzieren, wir müssen sie durch die Nahrung zuführen.

Die Organe oder Zellverbände unseres Körpers können grundsätzlich den pH-Wert herstellen, der für ihr Funktionieren optimal ist. Das Material und die optimalen Voraussetzungen müssen wir ihnen jedoch zur Verfügung stellen, da die Zellen und Organe selbst nicht in der Lage sind, einfach nach Belieben die für die Herstellung der Balance notwendigen Säuren oder Basen zu produzieren. Dabei ist zu beachten:

Unser Körper bildet zwar aus vorgegebenem Material Basen, kann sie jedoch nicht „aus sich selbst heraus" produzieren – wir müssen ihm die entsprechenden „Basenlieferanten" zuführen.

Übersäuerung tut auf Dauer dem Körper nicht gut – die Gesundheit leidet.

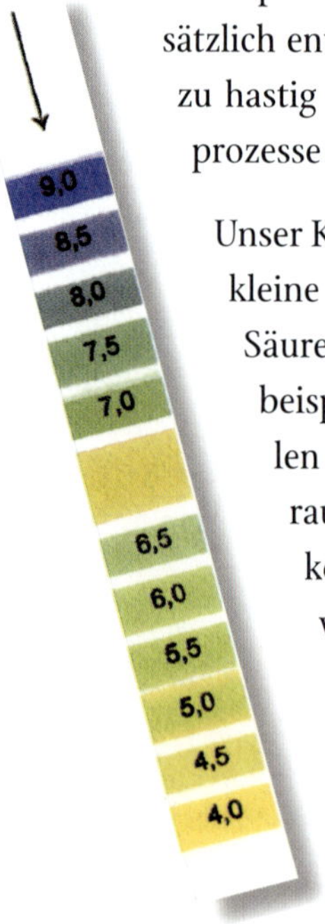

Säuren werden vom Körper selbst produziert, denn sie sind ein Reaktionsprodukt der Verbrennungsvorgänge im Stoffwechsel. Zusätzlich entstehen Säuren immer dann, wenn man zu viel oder zu hastig gegessen hat, weil dadurch Milchsäure-Vergärungsprozesse im Magen-Darm-Trakt ausgelöst werden.

Unser Körper hat also stets große Säurenmengen und relativ kleine Basenmengen zur Verfügung. Trotz dieses hohen Säuren- und geringfügigen Basenangebots muss er jedoch beispielsweise im Blut einen basischen pH-Wert herstellen beziehungsweise aufrechterhalten. Ist er diesen Herausforderungen nicht mehr gewachsen, entsteht eine kontinuierliche Übersäuerung – ein Zustand, der in vielerlei Hinsicht Ihre Gesundheit beeinträchtigt.

So kommen die Säuren in den Körper

Bei einem gesteigerten Stoffwechsel, das heißt also auch, wenn der Körper für die Verdauungsarbeit mehr Energie bereitstellt sowie bei Fehl- und Überernährung, fallen vermehrt Säuren an. Aber nicht nur bei den verschiedenen Stoffwechselvorgängen fallen ständig Säuren an, der Säurepool unseres Körpers wird auch noch aus anderen Quellen gespeist: Über unsere Nahrung führen wir dem Organismus Säuren zu – häufig allzu reichlich und dann gibt es auch noch die so genannten Gärungssäuren, die bei der Verdauung entstehen können, zum Beispiel bei Verstopfung.

Nicht nur über die Nahrung führen wir unserem Organismus Säuren zu, der produziert sie im Rahmen seines Stoffwechsels auch selbst und sogar bei der Verdauung, wenn es zu einer Gärung kommt.

„Hausgemachte" Säuren

Säuren entstehen bei vielen Stoffwechselvorgängen. Ein Beispiel dafür ist etwa der so genannte Zitronensäure-Zyklus, der in den Zellen des Körpers abläuft, und in dessen Verlauf die Kohlenhydrate, also die Zucker über verschiedene Säuren bis hin zu Wasser, Kohlendioxid und Energie abgebaut werden. Vorausgesetzt, dieser Zyklus kann ungehindert ablaufen.

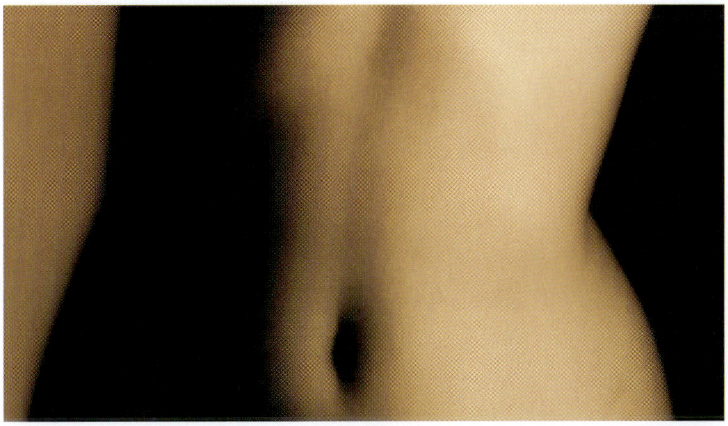

WICHTIG

Fehlt beim Abbau von Zucker Sauerstoff, so wird statt des normalen Abbauweges einer gewählt, bei dem vermehrt Milchsäure anfällt. Für die Regulation der Säure-Basen-Balance ist das eine große Herausforderung.

Mangelt es beispielsweise an Sauerstoff, wird für den Abbau des Zuckers in den Zellen ein anderer chemischer Weg gewählt, bei dem kein Sauerstoff benötigt wird, aber vermehrt Milchsäure anfällt. So kann unser Körper zwar weiterhin Energie gewinnen, aber es fallen Säuren an, die die natürlichen Regulationsmechanismen, die für eine Säure-Basen-Balance sorgen, vor Herausforderungen stellen.

Gärungssäuren

Im Darm fallen auch die so genannten Gärungssäuren an, die nach dem Verdauungsprozess vom Körper aufgenommen werden. Diese Säurebildung findet jedoch nur dann in nennenswertem Umfang statt, wenn die Nahrung im Dünndarm nicht ausreichend gespalten und aufgenommen wird und somit in den Dickdarm kommt, wo sie auf die gesunde Darmflora schädigend einwirkt. In der normalen, gesunden Mikroflora siedeln Keime, die für die Dickdarmfunktion wichtig sind und von Ballaststoffen leben. Gelangen mit dem Speisebrei jedoch noch unverdaute Kohlenhydrate und Eiweiße in den Dickdarm, so werden damit Keime „gefüttert", die Kohlenhydrate zu Säuren und Fuselalkoholen vergären – zwei Substanzen, die für unseren Körper schädlich sind.

Für den Säure-Basen-Haushalt des Körpers ist nicht relevant, wie ein bestimmtes Nahrungsmittel schmeckt oder welchen Säuregehalt es ursprünglich hat, sondern wie dieses Nahrungsmittel nach der Verdauung im Körper wirkt.

Säuren von außen

Neben den Säuren, die beim Stoffwechsel anfallen, führen wir unserem Körper auch ständig mit der Nahrung Säuren zu – oft mehr, als ihm gut tut. Nicht zu vernachlässigen sind dabei unter anderem die Konservierungssäuren, die sich in stark bearbeiteten Lebensmitteln und Fertigprodukten finden. Die Säurewirkung von Lebensmitteln lässt sich nicht einfach am pH-Wert des einzelnen Lebensmittels oder gar am Geschmack ablesen. So verdeckt zum Beispiel Süßes nicht selten die Säure, etwa bei Colagetränken.

Fleisch zum Beispiel ist an sich eher basisch. Im Körper fallen allerdings bei dessen Verdauung durch die Verdauungssäfte viele Säuren an, die zu Harnsäure werden. Fleisch führt dem Körper Säuren zu.

Ein anderes Beispiel ist der Kaffee: Der pH-Wert einer Tasse Kaffee ist gar nicht so niedrig, er liegt bei 5,4. Im Milchkaffee ist er sogar noch höher. Aber Kaffee enthält Purine, die nach ihrer Verstoffwechselung zu sauren Reaktionen führen (Gerbsäure), und zum anderen Koffein, das ähnlich wie das Stresshormon Adrenalin wirkt und den Stoffwechsel zur sauren Seite hin verschiebt.

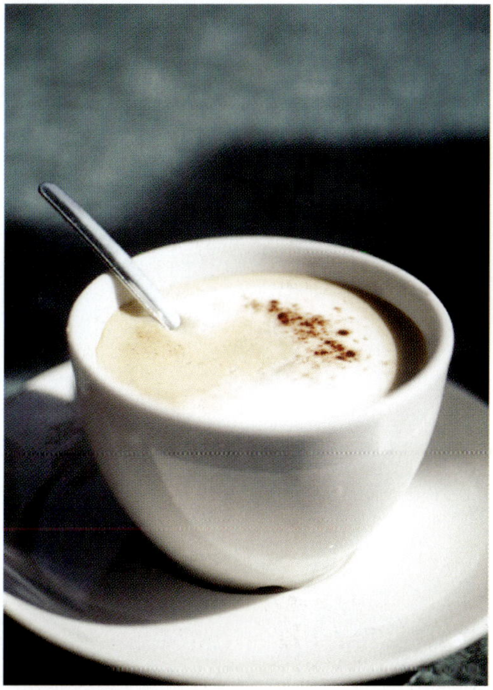

Säuren andererseits, die leicht flüchtig sind und ausgeschieden werden können, fallen unter Umständen in der Säure-Basen-Bilanz nicht einmal ins Gewicht. Ein sauer schmeckendes Nahrungsmittel kann sogar basisch wirken, wenn die enthaltenen Säuren rasch abgebaut werden, die basischen Anteile dieses Lebensmittels aber dem Körper zur Verfügung stehen.

Süsses kann auch sauer sein …

Achtung

Ob ein Lebensmittel sauer wirkt, kann man nicht einfach am Geschmack erkennen. Bei vielen süßen Dingen, etwa bei Fruchtlimonade, nimmt man die Säure oft gar nicht wahr.

Wie ein Nahrungsmittel schmeckt oder welchen Säuregehalt es hat, ist für den Säure-Basen-Haushalt nicht so wichtig. Entscheidend ist die Wirkung, wenn das Nahrungsmittel verdaut wurde.

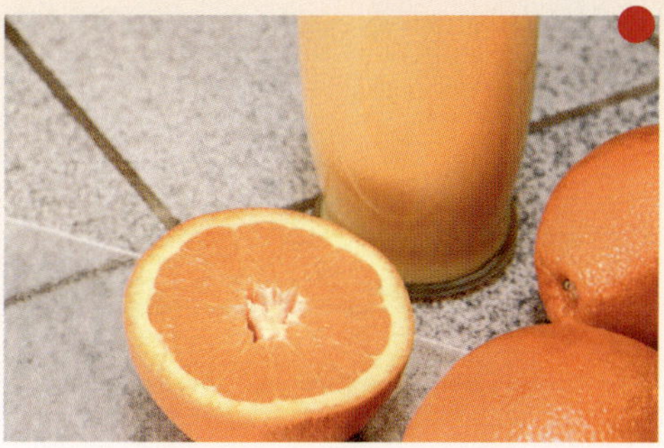

Der Körper schützt sich

Vor einem allzu großen Säureansturm muss sich der Körper schützen, vor allem mithilfe so genannter „Säuredepots" und „Säureventile", wozu ihm Gewebe und Organe dienen. Um die Wirkung von Säuren zu mindern und den aktuellen pH-Wert aufrechtzuerhalten, kann unser Organismus auf Puffersubstanzen zurückgreifen.

Säuredepots und Säureventile unseres Körpers, das sind die Organe und das Gewebe.

Das Bindegewebe als Säuredepot

Bindegewebe, also das Gewebe zwischen den einzelnen Organen und Organzellen, wird auch als Depot gebraucht. Sind alle Ausscheidungsorgane überlastet, wird ein zu viel an Säuren dort gelagert, mit Folgen: Die Bindegewebsfasern, z.B. Bandscheiben, quellen infolge der Übersäuerung auf und werden fester, spröder, härter.

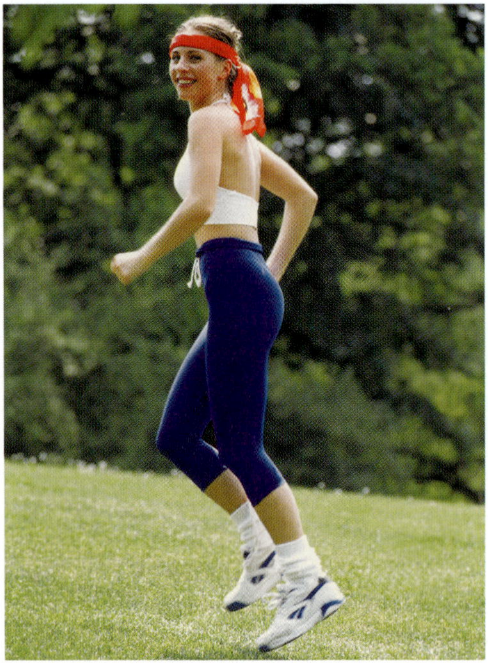

Säureventil Lunge

Andere Säuren werden ausgeatmet, so zum Beispiel die Kohlensäure. Ihr Kohlendioxidanteil verlässt unseren Körper über die Atemluft, zurück bleibt Wasser, das dem Körper zur Verfügung steht und zum größten Teil über die Nieren ausgeschieden wird. In geringen Mengen wird dieses Wasser auch beim Ausatmen ausgeschieden, nämlich als Feuchtigkeit in der Atemluft. Je tiefer unsere Atmung, umso höher ist die Säurenmenge, die unseren Körper mit der Atemluft verlässt.

Balanceorgan Niere

Säuren direkt ausscheiden, das kann unsere Niere nur in geringem Maß. Größere Säuremengen ausscheiden, das funktioniert nur, indem sie Salze ausscheidet. Basisch wirkende Salze, wie das Bikarbonat, kann sie zurückhalten.

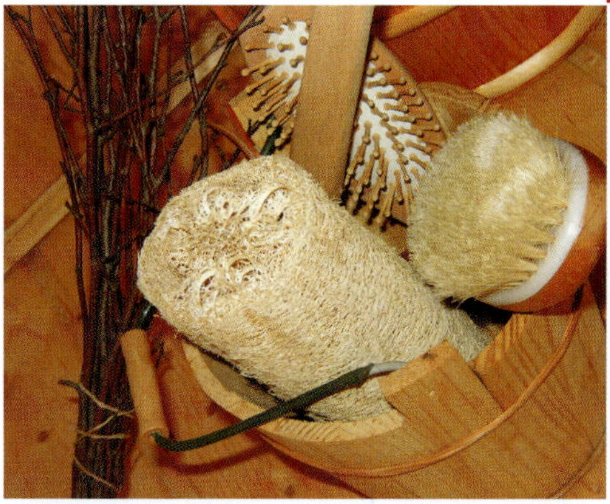

Unsere Haut – auch die dritte Niere genannt – scheidet viele Säuren aus: diese werden zum Säureschutzmantel unserer Haut.

Entsäuerung über die Haut

Auch über die Haut, die so genannte dritte Niere, werden Säuren ausgeschieden, die dann den Säureschutzmantel unserer Haut bilden. Regen wir unsere Hautfunktionen an, wie etwa durch eine Bürstenmassage, Wickel, Bäder, Güsse oder ein Saunabad, dann wird auch die Säurenausscheidung über die Haut angeregt. Und: Auch über die Schleimhäute können Säuren abgegeben werden, was zu Reizungen führt. Etwa bei der gereizten Nasenschleimhaut beim Schnupfen.

Säureventil Darm

Gelangen zu viele Säuren über die Nahrung in den Körper, so können diese auch über den Verdauungskanal wieder nach außen abgegeben werden – unser Körper verweigert dann sozusagen deren Aufnahme. Reizmagen oder Reizdarm sind häufig die Folge.

Unreifes Obst zum Beispiel schickt der Darm oft „unbearbeitet" zum Ausgang: Durchfall ist die Folge. Und vor allem Kinder verfügen noch über einen anderen säureausleitenden Mechanismus – sie erbrechen sich, besonders wenn sie zu viel säurehaltige oder -bildende Kost zu sich genommen haben. Der Magen, der selbst reichlich Säure enthält, entlastet sich auf diese Weise von einem zusätzlichen Säureschub und gibt gleichzeitig an das Blut Bicarbonat ab.

So hängt Erschöpfung mit einem gestörten Säure-Basen-Haushalt zusammen

Wir sehen also, wie wichtig es ist, dass der Säure-Basen-Haushalt im Körper gut ausbalanciert ist. Denn wenn wir zu lange übersäuert sind, dann wirkt sich das auf viele Körperfunktionen negativ aus. Doch nicht nur bereits bestehende Beschwerden werden durch ein ungünstiges Säure-Basen-Gleichgewicht verstärkt. Eine ständige Belastung durch Übersäuerung steht darüber hinaus in mehrfacher Weise in einem vielfältigen Wechselspiel mit Ihren Beschwerden.

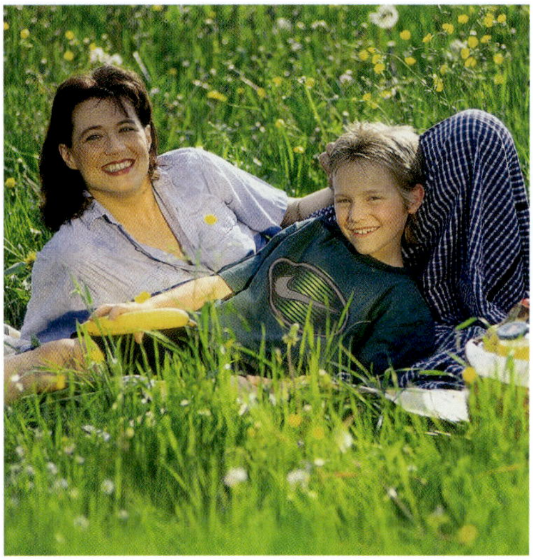

Körperliche Müdigkeit, psychische Erschöpfung, ein Mangel an Konzentration und Leistungsschwächen gehören zu den typischen Anzeichen einer Übersäuerung des Körpers. Denn unter anderem nimmt ein übersäuerter Organismus Eiweiß und Mineralstoffe weniger gut auf, was wiederum den Körper schwächt und ihn daran hindert, in ausreichendem Maß Enzyme und Hormone zu produzieren. Das stört die Zellregeneration und andere wichtige Teile der Energieversorgung. Die Zusammenhänge zwischen den Erschöpfungssymptomen und der fehlenden Balance im Säure-Basen-Haushalt sind also vielfältig.

Säurebelastung für den ganzen Körper

Eine gestörte Säure-Basen-Balance hat häufig gravierende Folgen für den gesamten Organismus. Bei einem normal ablaufenden Verdauungs- und Stoffwechselvorgang, der ja der Energiegewinnung dient, entsteht die leicht flüchtige Kohlensäure, die der Körper über die Atemluft entsorgt. Kommt es nun zu besonderen Belastungen des Organismus, etwa bei schmerzhaften oder entzündlichen Beschwerden, dann wird die Säureproduktion gesteigert. Und zwar unter anderem im Verdauungsapparat – durch die Durchblutung gelangen die Säureüberschüsse in den gesamten Körper, und können so viel Schaden anrichten.

WICHTIG

Bei Belastungen wird die Säureproduktion gesteigert. Die Säuren können im ganzen Körper Schaden anrichten.

Säure nimmt Vitalität

Die biochemischen Vorgänge im Gehirn, die für die Informationsübertragung zwischen den Zellen zuständig sind, sind besonders stark davon abhängig, wie sehr das sie umgebende Bindegewebe in Balance ist. Wenn es stark übersäuert ist, können die Nervenimpulse an die Gehirnzellen nicht ungehindert weitergegeben werden – das geht auch auf Kosten der Vitalität. Aber auch in allen anderen Zellen kann es durch Übersäuerung zu Störungen in der Energiebereitstellung kommen.

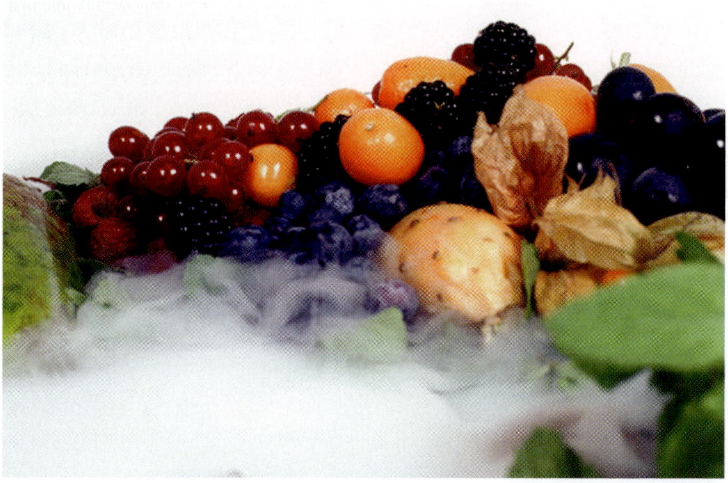

! ACHTUNG — WENN BASISCHE MINERALSTOFFE FEHLEN

Die wichtige Rolle von Mineralstoffen wie vor allem Kalzium und Magnesium für die Übertragung von Nervenimpulsen und das Funktionieren des Nervensystems ist heute gut erforscht.

Diese Mineralstoffe sind basische Substanzen, die der Körper im Bedarfsfall verwendet, um überschüssige Säuren zu neutralisieren. Im Fall einer Übersäuerung fehlen dem Nervensystem dann aber diese basischen Mineralstoffe. Mit unangenehmen Folgen: Man wird schneller müde, nervös und es fehlt an Schwung. Die Nerven verlieren ihre Widerstandskraft gegen Stress, was neben allgemeiner Nervosität auch zu Schlafstörungen führen kann – bis hin zur völligen Erschöpfung. Doch kommt der Säure-Basen-Haushalt wieder in Balance, verschwinden auch die Probleme meist rasch wieder, vor allem, wenn man zusätzlich Stress abbaut.

Eine Entsäuerung des Mechanismus führt daher zu einer größeren Konzentration, mehr Vitalität und verbesserter Leistungsfähigkeit. Das gilt auch für die Stressresistenz: Der Energieräuber Nummer Eins führt oft zu Müdigkeit, Schlafstörungen und einer Abnahme der Merkfähigkeit – Phänomene, die sich durch die Wiederherstellung der Säure-Basen-Balance wesentlich verbessern lassen.

Stress und Bewegungsmangel

Verstärkt wird die Übersäuerung im Körper übrigens durch zwei „Energieräuber" und Müdemacher – nämlich Stress und mangelnde Bewegung. Stress fördert nämlich ebenso wie zu viele Säuren die Bildung des Hormons Adrenalin und des Schilddrüsenhormons Thyroxin. Und fehlende Bewegung verringert die Möglichkeit, die anfallenden Säuren durch Atmung oder Schwitzen auszuscheiden.

Sauerstoff- und Energiemangel

Auch ein anderer Zusammenhang zwischen gestörter Säure-Basen-Balance und Erschöpfung kann dem Organismus in gesundheitlicher Hinsicht schwer zusetzen.

Jede außergewöhnliche Anforderung an den Organismus, also auch Erschöpfung, führt dazu, dass zur Regulierung des Stoffwechsels besonders viel Energie und Sauerstoff aufgewendet werden muss. Es kommt zu einem Sauerstoffmangel, der dann über die Atmung nicht mehr ausreichend ausgeglichen werden kann.

Die Zellen werden gezwungen, ihren Energiebedarf auch aus anderen Quellen zu decken, so zum Beispiel durch den Abbau von Kohlenhydraten mittels der so genannten Glykose. Als Folge dieses Prozesses entstehen jedoch wiederum Säuren, wie etwa die Ketosäure oder die Milchsäure, die nicht über die Atmung entsorgt werden können und den Körper weiter belasten. Die Übersäuerung wird also weiter verstärkt, mit all ihren negativen Folgen für den Fettstoffwechsel.

Sauerstoffmangel …

… führt zur Übersäuerung

Ist unser Organismus außergewöhnlichen Anforderungen ausgesetzt, hierzu zählen auch nicht optimal arbeitende Organe, dann muss er zur Regulierung des Stoffwechsels mehr Energie und Sauerstoff aufwänden als üblich. Folge ist ein Sauerstoffmangel, der über die Atmung nicht mehr ausreichend ausgeglichen werden kann. Übersäuerung ist die Folge.

Der Darm muss viel leisten

Bei jeder Belastung des Organismus ist es besonders wichtig, dass der Darm optimal funktioniert, um möglichst viele Stoffwechselvorgänge in Balance zu halten. Genau dies ist jedoch durch eine Übersäuerung des Körpers gefährdet. Denn im übersäuerten Milieu kann auch der Darm nicht optimal arbeiten, und wenn der Darm seinen Verdauungs- und Abbauaufgaben nicht gerecht wird, wird der Stoffwechsel weiter beeinträchtigt. Eine Darmsanierung ist daher besonders wichtig, damit alle Stoffwechselvorgänge im Körper möglichst gut ablaufen.

Wichtig

Damit Stoffwechselstörungen wie ein gestörter Harnsäureabbau sich verbessern, ist eine Darmsanierung besonders wichtig

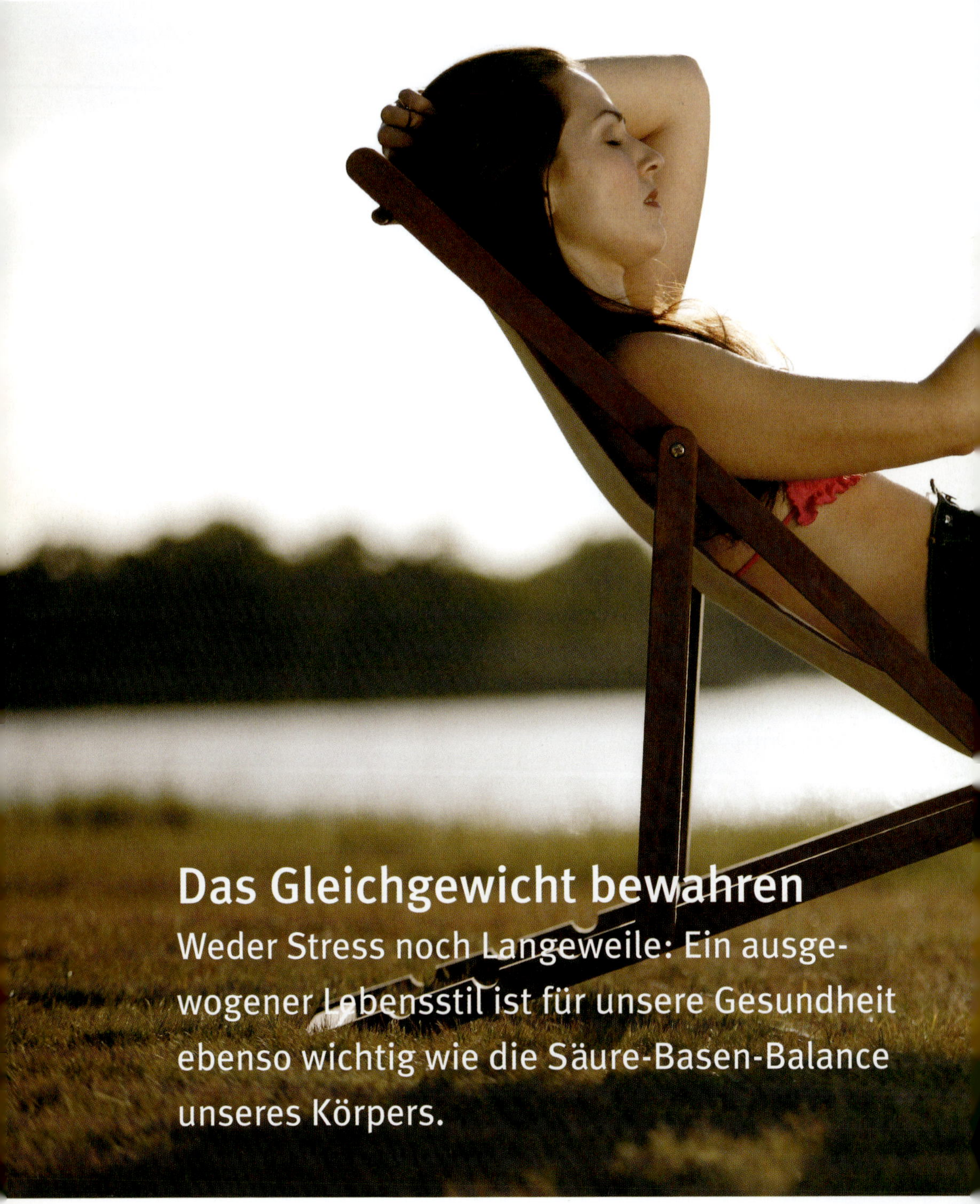

Das Gleichgewicht bewahren

Weder Stress noch Langeweile: Ein ausgewogener Lebensstil ist für unsere Gesundheit ebenso wichtig wie die Säure-Basen-Balance unseres Körpers.

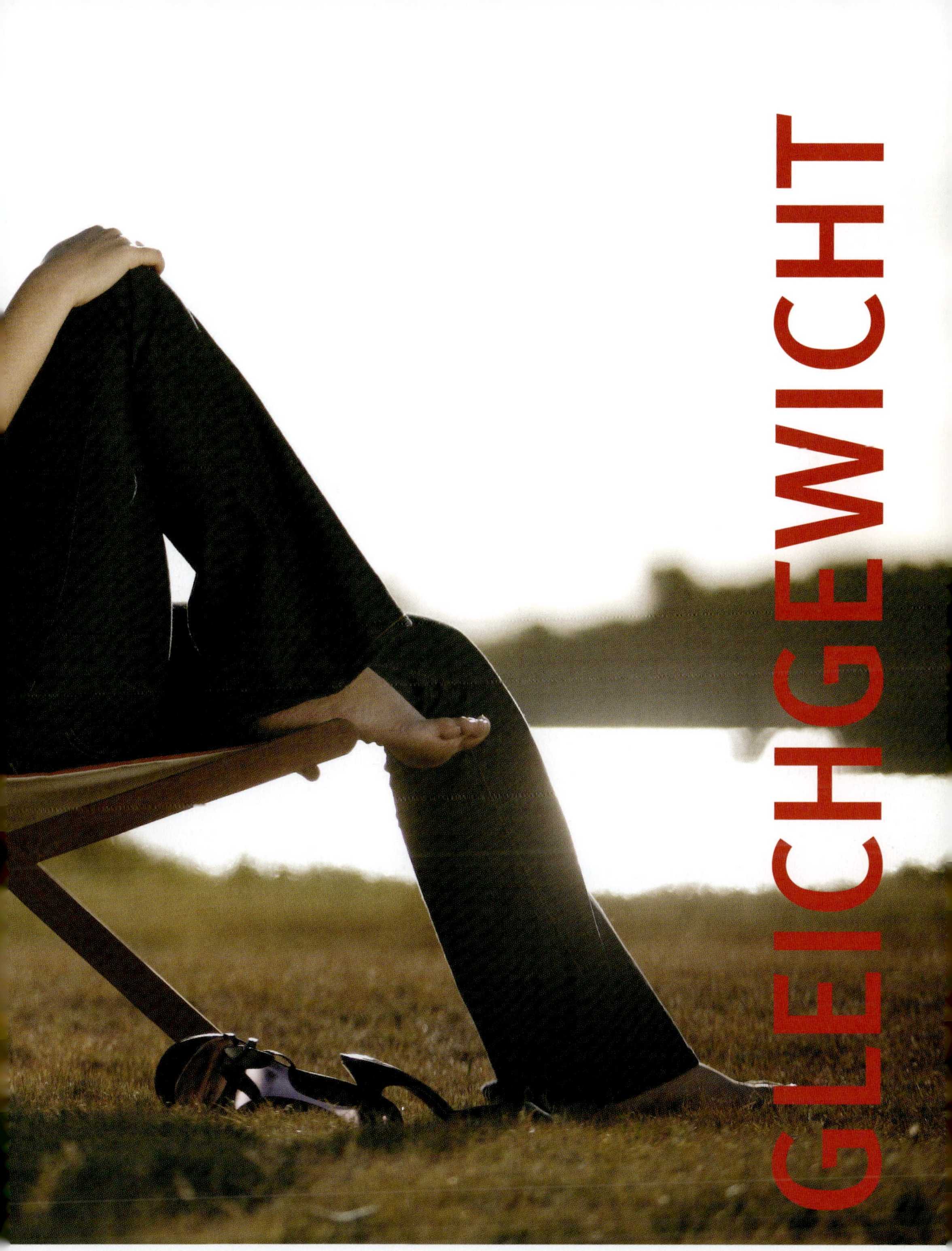
GLEICHGEWICHT

Die Behandlung der Übersäuerung bei Erschöpfung

Gegen Müdigkeit und Erschöpfung können Sie selbst sehr viel tun, wie Sie bereits gesehen haben. Besonders wichtig ist es, dass Sie nicht nur an der einen oder anderen einzelnen „Schraube" drehen, sondern schrittweise damit beginnen, insgesamt mehr Bewegung und mehr Entspannung in Ihr Leben zu bringen.

Und natürlich wird Ihnen die Umstellung auf eine Kost, die Ihre Säure-Basen-Balance wieder ins richtige Lot bringt, sehr dabei helfen, Ihre Probleme in den Griff zu bekommen.

Achtung — **Schlüssel zur Gesundheit**

Der Schlüssel zur Wiederherstellung Ihrer Gesundheit liegt darin, die aus den Fugen geratenen Stoffwechselabläufe wieder in eine Balance zu bringen.

Denn nur dann, wenn die verschiedenen Reaktionsketten und physikalischen Prozesse im Organismus wieder in einem basischen Milieu geordnet ablaufen können, werden sich auch Ihre Beschwerden deutlich bessern – Sie werden fitter und vitaler.

Die Herstellung der Säure-Basen-Balance

Eine Wiederherstellung der Säure-Basen-Balance ist nur möglich, wenn verschiedene Räder ineinander greifen. Deshalb sollten Sie Ihrer Gesundheit zuliebe:

- die Zufuhr der Säuren verringern
- die Bildung von Säuren im Stoffwechsel und im Darm drosseln
- die Ausscheidung von Säuren fördern
- den Stoffwechsel normalisieren
- vermehrt Basen zuführen

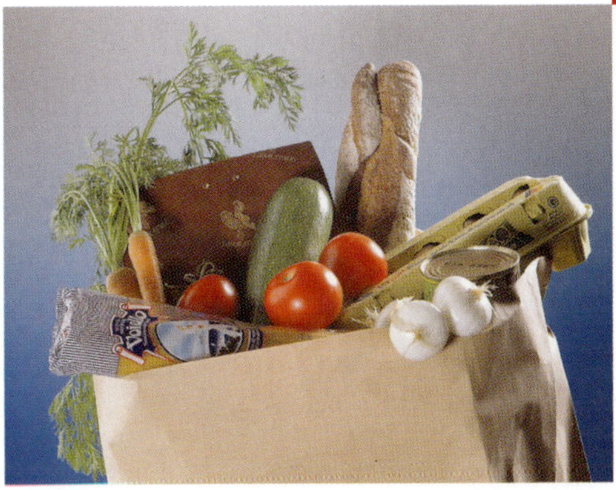

Alle Maßnahmen gemeinsam führen zu einer gesünderen Lebensweise und dazu, dass Sie sich wieder um vieles wohler fühlen.

Die Zufuhr von Säuren verringern

Die Säurezufuhr über die Ernährung lässt sich vor allem dadurch drosseln, indem Sie säurebildende Lebensmittel vermeiden. Dazu zählen alle stark gesüßten Lebensmittel, Weißmehl und die Produkte, die daraus hergestellt werden, sowie Fleisch, Käse, Wurstwaren oder Fisch.

Auch Konserven sind in der Liste der Säurebildner anzutreffen, weil bei der Konservierung wichtige Mineralstoffe verloren gehen, die Obst oder Gemüse in unkonserviertem Zustand zu Basenlieferanten machen würden. Säurebildend sind auch Alkohol und Kaffee. Eine detaillierte Übersicht über die Lebensmittel, die Säure- bzw. Basenlieferanten sind, finden Sie in der Übersicht ab Seite 84.

WICHTIG

Welche Lebensmittel Säure bilden, das zeigt Ihnen die Liste auf Seite 84.

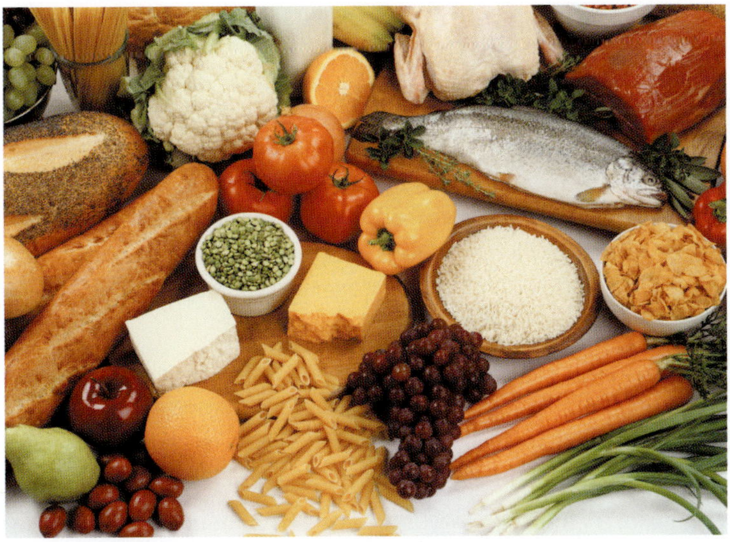

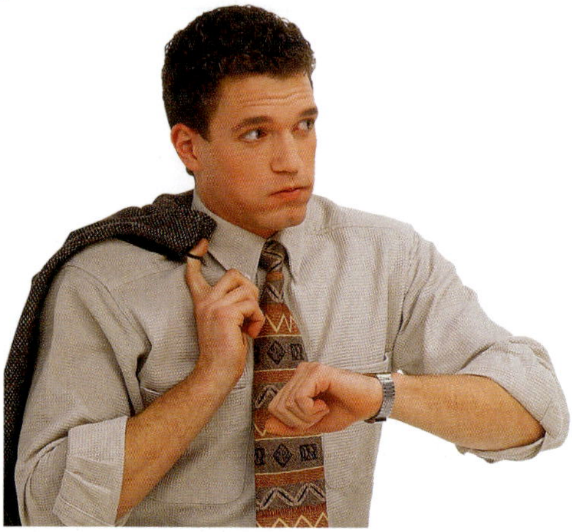

Ständiger Stress und ein Darm, in dem es gärt – das kurbelt die Säureproduktion in unserem Körper an.

Die Säurebildung im Stoffwechsel drosseln

Besonders zwei Faktoren gehen mit erhöhter Säurebelastung im Stoffwechsel einher: Die so genannte Sympathikotonie, bei der uns der Stress- und Aktivitätsnerv Sympathikus ständig auf Trab hält. Und die Gärung im Darm, durch die zusätzliche Säuren gebildet werden, die den Darm chronisch verändern. Er kann dadurch weniger positiv wirkende Nährstoffe aufnehmen, weniger negative Säuren ausscheiden, die Versorgung der Gewebe ist beeinträchtigt, und damit kommt es zu einer weiteren Verschlechterung im Stoffwechsel – Säuren werden angehäuft und belasten alle Körperfunktionen zusätzlich.

! ACHTUNG — SO STOPPEN SIE DIE SÄUREBILDUNG

- Essen Sie immer in Ruhe und kauen Sie sorgfältig. Genießen Sie!
- Essen Sie nur, wenn Ihnen ein Hungergefühl signalisiert, dass der Verdauungstrakt aufnahmebereit ist und die Säfte fließen.
- Beachten Sie die Aktivitätszeiten der Verdauungsorgane: Morgens und mittags ist die Verdauungskraft am höchsten, abends dagegen ist sie besonders niedrig und sie sollten nicht so viel und andere Dinge essen.
- Meiden Sie gärungsfreudige Lebensmittel. Was bei Ihnen speziell zur Gärung führt, merken Sie an Blähungen.
- Verhelfen Sie dem Gegenspieler des Sympathikus, dem Parasympathikus, zu seinem Recht. Dazu dienen alle entspannenden, beruhigenden Maßnahmen: einige Mußemomente am Tag, Meditation, autogenes Training, entspannende Bäder, ausreichender Schlaf oder ein Spaziergang.

Die Ausscheidung der Säuren fördern

Säuren haben sich oft über den Verlauf von Jahren oder Jahrzehnten angehäuft. Natürlich verbessert es die Bilanz, wenn Sie ab heute weniger Säuren zuführen. Nicht vergessen darf man dabei: Auch der

Abtransport der bisher angesammelten Säuren sollte in Angriff genommen werden.

Generell werden Sie die Säuren über eine vertiefte Atmung, über die Haut, über die Niere und über den Darm los. Unter anderem muss dazu aber die Durchblutung gesteigert werden, sonst gelangen die Säuren nicht aus den Depots. Die Säuren werden nämlich mit dem Blut transportiert.

Säuren lassen sich unter anderem aber auch noch durch reichliches Trinken mit ausscheiden. 2 bis 3 Liter täglich sollte man mindestens zu sich nehmen, bei körperlicher Beanspruchung noch mehr. Auf den Durst allein ist kein Verlass!

Eine gute Form, Säuren vermehrt auszuscheiden, ist regelmäßige Bewegung. Dabei wird die Atmung vertieft, gleichzeitig auch die Durchblutung in vielen Körperbezirken verbessert. Über die vertiefte Atmung wird vermehrt Kohlendioxid abgeatmet.

Wichtig

Weniger säurebildende Lebensmittel zu sich nehmen, das ist die eine Seite, um den Säure-Basen-Haushalt des Körpers in ein Gleichgewicht zu bringen. Nicht zu vergessen dabei: Im Körper haben sich Säuren angesammelt, die es regelmäßig zu eliminieren gilt.

Die Säuren loswerden!

Regelmäßig bewegen und täglich rund 2 bis 3 Liter Flüssigkeit – zum Beispiel Kräutertees, basische Heilwasser oder Leitungswasser – zu sich nehmen heißt die Devise: Wer sich regelmäßig bewegt, der verbessert die Durchblutung im ganzen Körper, atmet tiefer – und gibt somit über Atmung, Haut und Nieren die angesammelten Säuren ab.

Auch Sauna, Wickel, Bäder und Güsse helfen beim Säureabbau – genauso wie einige Heilpflanzen und Tees.

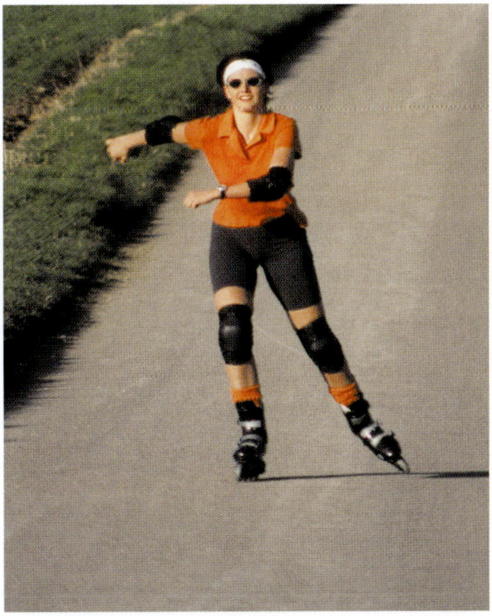

Den Stoffwechsel normalisieren

Schwierig ist es, den Säure-Basen-Haushalt in Ordnung zu bringen, wenn schon alle Organsysteme an den Grenzen ihrer Leistungsfähigkeit arbeiten und verschiedene Stoffwechselsysteme vielleicht bereits schwer beeinträchtigt sind.

Wie Sie optimal eine Säure-Basen-Balance erreichen und so Ihren Körper unterstützen und regenerieren können, werden Sie nun auf den nachfolgenden Seiten im Detail erfahren.

WICHTIG

Auf Ihrem Speisezettel sollten 80 Prozent basische und nur 20 Prozent saure Lebensmittel aufgelistet sein.

Die Basendepots auffüllen

Während im Körper Säuren auch unter normalen Bedingungen immer im Überfluss vorhanden sind, sollten Sie daher etwa 80 Prozent basische und nur 20 Prozent saure Lebensmittel auf dem täglichen Speisezettel stehen haben.

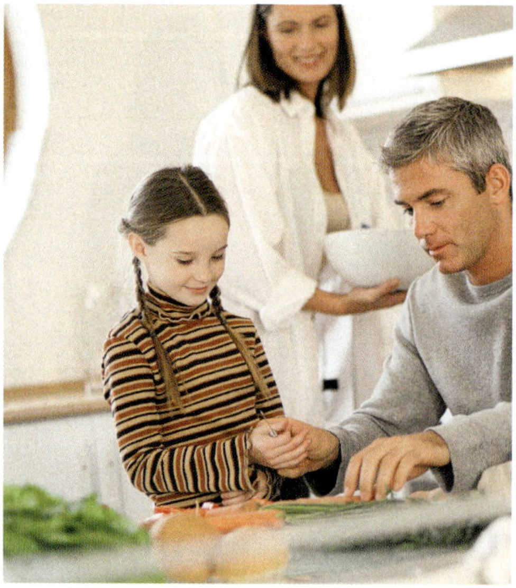

Wegen des ständigen Anfalls von Säuren im Organismus stellt dieser die so genannte Alkalireserve bereit. Mit dieser Basen-Reserve kann er Säureüberlastungen abpuffern. Je besser die Alkalireserve, desto leichter sind einzelne Säurespitzen in den Griff zu bekommen. Bei ständigen Säureattacken macht aber auch die größte Alkalireserve irgendwann schlapp. Hier können Sie es also über Ihre Ernährung beeinflussen, wie gut das Basenpuffer-Depot in Ihrem Körper ist, denn Basen können wir nur über die Nahrung zuführen, sie bilden sich im Körper nicht selbst.

Basenmischungen

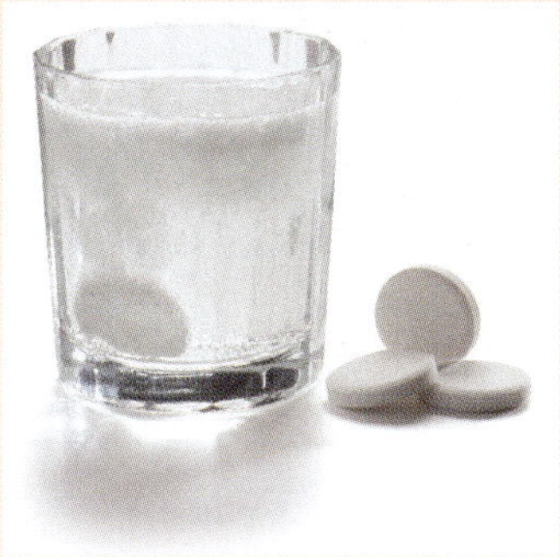

Ihr Körper ist darauf eingestellt, ständig Säuren zu entfernen, da er diese ja selbst auch ständig produziert. Ein Überangebot an Basen kommt im Körper natürlicherweise jedoch nicht vor. Eine zweiwöchige Entsäuerungskur kombiniert mit Basenpräparaten, ein- bis zweimal im Jahr, ist daher durchaus empfehlenswert, um mitzuhelfen, die Basendepots wieder aufzufüllen. Der Königsweg hin zu einer gleich bleibend ausgewogenen Säure-Basen-Bilanz ist jedoch eine grundsätzlich basenreiche, säurearme Ernährung, den können auch Basenmischungen nicht ersetzen.

Zu empfehlenswerten Basenpräparaten kann Sie Ihr Arzt beraten. Mit viel Flüssigkeit nehmen – Dosierungsvorschriften beachten! Ohne die Kontrolle eines auf Säure-Basen-Probleme spezialisierten Arztes sollten Sie Basenpräparate nicht länger als zwei Wochen einnehmen.

Achtung!

Die Aufnahme von Vitaminen ist an bestimmte pH-Werte gebunden: Zu viele Basen beeinträchtigen Ihre Vitaminversorgung.

Basenpräparate können die Nieren belasten. Nierenkranke dürfen diese nicht ohne ärztliche Kontrolle einnehmen.

Gleiches gilt, wenn Sie regelmäßig Medikamente einnehmen müssen: immer nur mit ärztlicher Kontrolle.

Nicht jedes Basenpräparat ist gleich gut geeignet. Das einfachste basische Salz ist das Natriumbikarbonat. Mischungen mit anderen Salzen, zum Beispiel Kalziumkarbonat, Magnesiumkarbonat und Kaliumzitrat haben sich als wirkungsvoll erwiesen, weil sie daneben auch den Körper mit Kalzium und Magnesium versorgen. Basenpräparate auf Milchzuckerbasis sind fraglich, weil Milchzucker die saure Gärung im Darm fördert, was nicht erwünscht ist.

Unterstützende Heilpflanzen und Kräuter

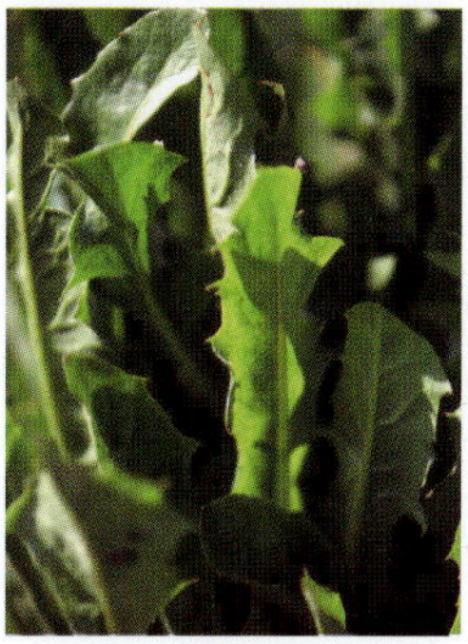

Auch verschiedene Heilpflanzen und Kräutermischungen können die Entsäuerung Ihres Körpers – eine wichtige Voraussetzung für die Normalisierung des Fettstoffwechsels – unterstützen.

Hilfreich kann hier zum Beispiel eine Teemischung aus **Löwenzahn**, **Brennnesseln**, und **Lindenblüten** sein. Der Löwenzahn regt die Entgiftung über die Leber an, die Lindenblüten wirken über die Nie-

INFO WÄRMENDE WOHLTAT

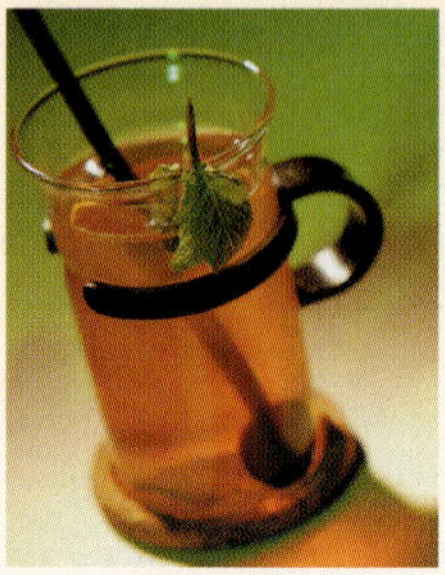

Kräuter-Verwöhn-Tees
3 Teile Löwenzahnkraut und je 1 Teil Lindenblüten, Melissenblätter und Kamillenblüten mit kochendem Wasser übergießen, maximal 5 Minuten ziehen lassen.

Entschlackungstee
Je 2 Teile Fenchel und Anis mit 1 Teil Kümmel mit kochendem Wasser übergießen, 3 bis 5 Minuten ziehen lassen.

Guten-Morgen-Tee
Zu gleichen Teilen Birkenblätter, Fenchel, Lindenblüten, Rosmarin und Löwenzahnwurzel mischen, mit kochendem Wasser übergießen, 3 bis 5 Minuten ziehen lassen.

Anti-Stress-Mischung
Zu gleichen Teilen Johanniskraut, Hopfenzapfen, Melissenblätter und Orangenblüten mischen, mit kochendem Wasser übergießen, 5 bis 8 Minuten ziehen lassen.

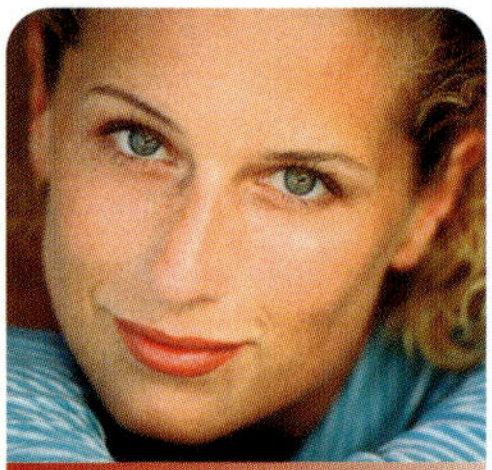

DAS HILFT:

Eine Teemischung aus Löwenzahn, Brennnesseln und Lindenblüten ist ideal, um den Körper zu entgiften.

re und die Brennnessel über die Haut. Für einen Liter Wasser benötigen Sie einen Teelöffel dieser getrockneten Kräuter – mit kochendem Wasser übergießen und maximal 5 Minuten ziehen lassen, abseihen und fertig. Ideal ist es, wenn Sie mindestens eine Kanne pro Tag davon trinken – zwischen den Mahlzeiten oder am Abend.

Eine Reihe von Heilpflanzen hat eine positive Wirkung auf Vitalität und ein robustes Nervenkostüm. Gegen nervöse Erschöpfung haben sich zum Beispiel Heilpflanzen wie **Engelwurz**, **Johanniskraut** und **Rosmarin** bewährt. Auch die **Taigawurzel** und **Kawa-Kawa** werden gegen Müdigkeit empfohlen. Gerade Johanniskraut wird eine stimmungsaufhellende und tonisierende Wirkung bescheinigt. Für einen Tee nimmt man einen 1 Teelöffel der getrockeneten Pflanze und übergießt ihn mit 1 Tasse kochendem Wasser. 5 Minuten ziehen lassen, dann abseihen und täglich jeweils 2 Tassen zu den Mahlzeiten trinken. Aber Vorsicht: Johanniskraut hat es in sich. So erhöht das enthaltene Hypericin die Lichtempfindlichkeit der Haut erheblich

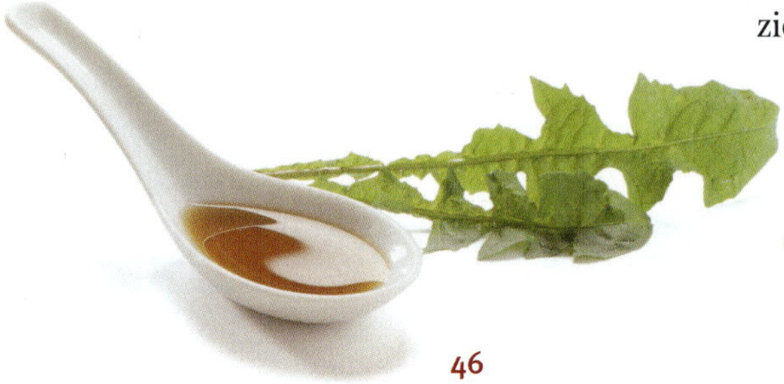

(Sonnenbrandgefahr) und bei gleicheitiger Einnahme von Antidepressiva sollte die Pflanze nicht eingenommen werden. Am besten, Sie fragen Ihren Arzt oder Apothekter, bevor Sie mit einer Johanniskrautkur beginnen.

Ginseng gilt als klassisches pflanzliches Mittel gegen Ermüdung und für den Erhalt der Leistungsfähigkeit. Seine anregende Wirkung ist heute klar nachgewiesen. Hier sollte man auf Fertigpräparate aus der Apothekte zurückgreifen und sicherstellen, dass pro Tag mindestens 10 mg Ginsenoide eingenommen werden. **Baldrian** eignet sich gegen Nervosität, Schlafprobleme und Stress. In niedriger Dosierung wirkt diese vielseitige Pflanze eher anregend, höhere Dosierungen hingegen sollen für einen guten Schlaf sorgen. Gerade dafür wird Baldrian oft auch mit anderen beruhigenden Heilpflanzen wie **Hopfen** oder **Melisse** kombiniert.

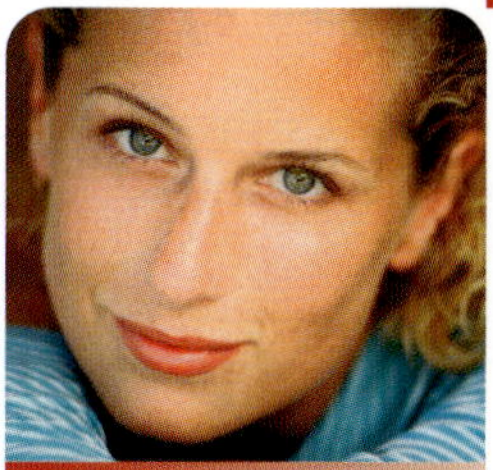

DAS HILFT:

Ginseng wirkt anregend und erhält die Leistungsfähigkeit. Baldrian kann – je nach Dosierung – aktivierend wirken oder für einen gesunden Schlaf sorgen.

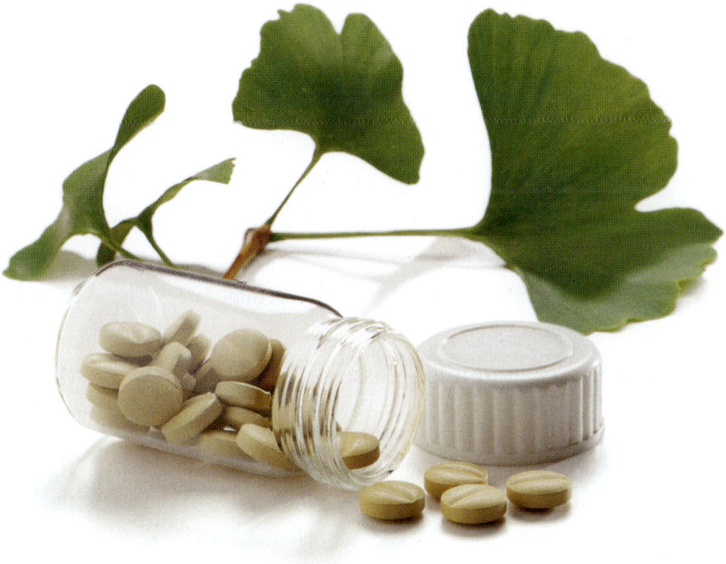

Ginseng wird als standardisiertes Fertigpräparat in Apotheken angeboten.

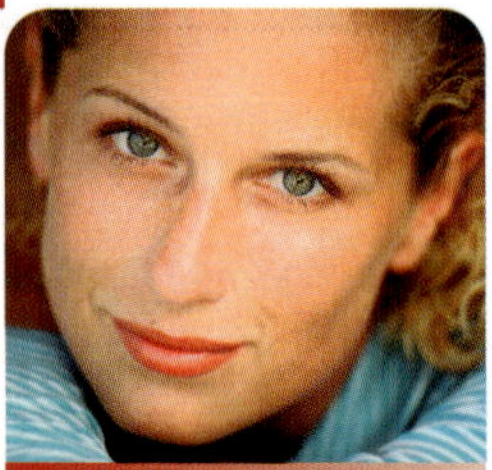

DAS HILFT:

Schwitzen in der Sauna. Da rinnt nicht nur der Schweiß, da verlassen zusammen mit ihm auch Säuren unseren Körper.

Mit äußerlichen Anwendungen entsäuern

Wenn möglich, dann sollten Sie sich zur Unterstützung der Entsäuerung Ihres Körpers immer mal wieder einen Saunabesuch gönnen. Schielen Sie dabei jedoch nicht auf den Gewichtsverlust! In der Sauna schwitzen Sie, verlieren viel Wasser und daher auch Gewicht. Doch das ist schnell wieder da, wenn Sie trinken. Und das sollen Sie nach dem Saunabesuch ausgiebig. Wichtig beim Saunieren ist, dass Sie mit dem Schweiß Säuren aus dem Körper entfernen, also von innen heraus entschlacken.

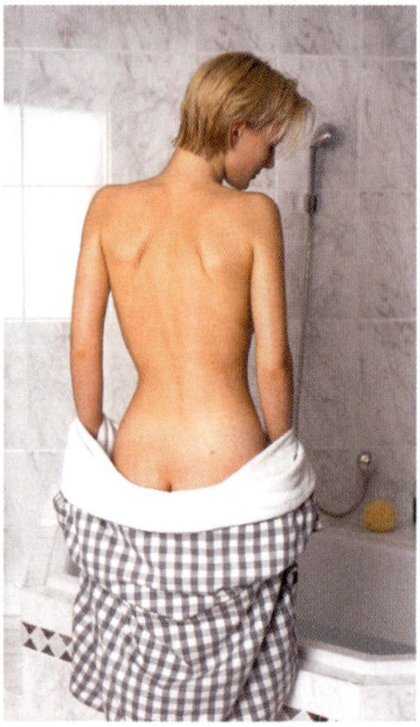

ACHTUNG **REGELN FÜR DIE SAUNA**

- Nicht übertreiben. Beginnen Sie mit rund 8 Minuten auf einer der unteren Bänke. Wenn Sie dies gut vertragen, können Sie die Zeit langsam auf 15 Minuten steigern.
- Trinken Sie nicht zwischen den Gängen, das mindert den Entschlackungseffekt.
- Trinken Sie ausgiebig nach der Sauna. Günstig ist Mineralwasser oder eine Mischung im Verhältnis 1:3 aus Apfelsaft und Mineralwasser. So ersetzen Sie die mit Schweiß verloren gegangenen lebenswichtigen Mineralstoffe wieder.
- Kühlen Sie zuerst an der Luft ab, dann unter der Schwallbrause oder im Tauchbad.
- Zwischen den Saunagängen halten Sie immer eine etwa 20-minütige Ruhepause ein, in der Sie sich ausreichend abkühlen sollten.
- Nach dem letzten Saunagang ist noch eine halbe Stunde erholsames Liegen angesagt, bevor Sie wieder in den Alltag starten.
- Essen danach? Am besten eine warme Suppe. Die führt Ihnen die verlorene Flüssigkeit und die ausgeschwitzten Mineralstoffe wieder zu und belastet nicht zu stark.

Wickel zum Entgiften

Leber- und Leibwickel wirken nicht nur entspannend, sie entsäuern und entschlacken auch Ihren Körper über die Haut und fördern auf diese Weise sowohl Ihren Kreislauf wie auch Ihre Fitness.

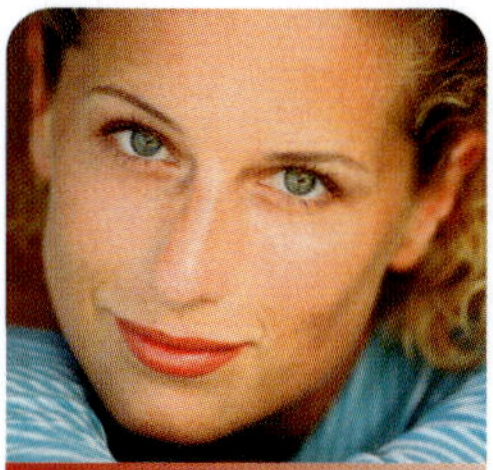

DAS HILFT:

Wickel wirken entspannend, entsäuernd und entschlackend.

Leberwickel

Dieser Kneippwickel besteht aus drei Lagen: einem Leintuch, das angefeuchtet wird, einem Baumwoll-(Frottee-)tuch, das darüber geschlagen wird und abschließend einem etwas kleineren Wolltuch, damit der ganze Wickel schön hält.

Am besten ist es, wenn Sie den Leberwickel täglich machen und zwar am besten vor oder nach dem Essen.

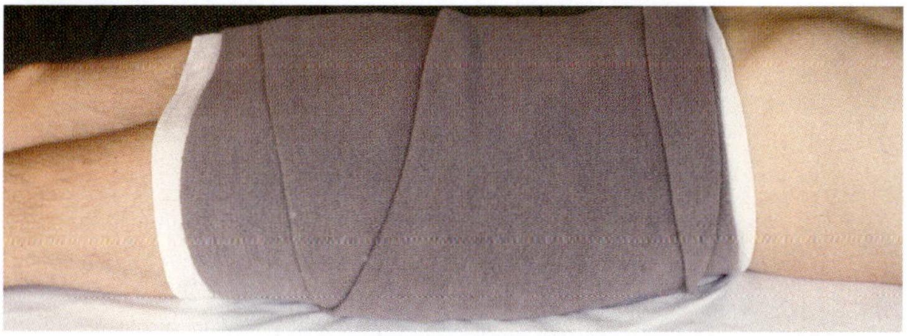

Leberwickel – vor oder nach dem Essen, und das möglichst täglich.

So machen Sie einen Leberwickel

Den Wickel mit warmem Wasser anfeuchten und möglichst glatt unter dem rechten Rippenbogen auf die Haut auflegen. Darüber legen Sie – ebenso glatt – ein Baumwolltuch. Dann das Wolltuch darüber legen.

Für eine Leberpackung sollte das Paket mindestens die Größe von drei Handbreit haben. Als Wickel reicht die Größe von einer Handbreit oberhalb des Rippenbogens bis in Höhe der Beckenknochen.

Leibwickel

Der große Bruder des Leberwickels, der Leibwickel, besteht auch aus drei Lagen: zuunterst ein großes Leintuch, darüber eine Wärmflasche, ein Baumwolltuch oder großes Saunafrotteetuch, das darüber geschlagen wird, und abschließend darüber ein etwas schmäleres Wolltuch.

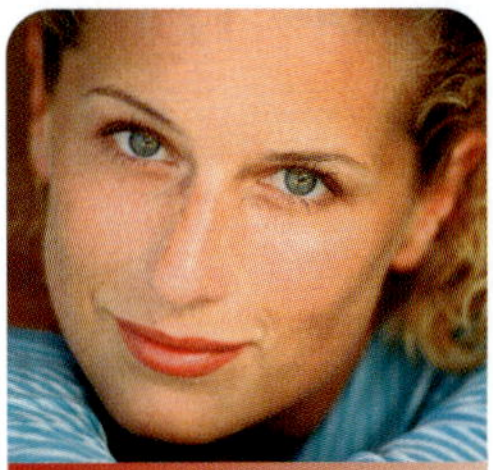

DAS HILFT:

Der Leibwickel bringt Stoffwechsel und Blutzirkulation auf Trab.

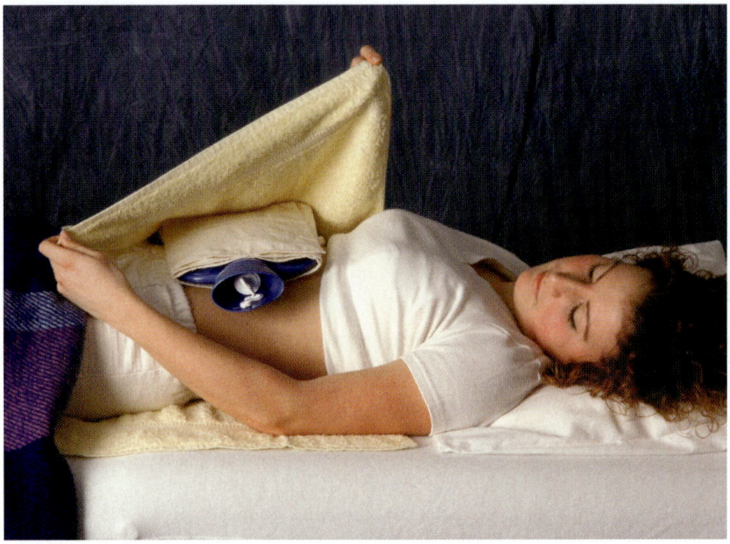

Der Leibwickel regt den Stoffwechsel und die Blutzirkulation stark an. Mehr als ein- bis zweimal pro Woche sollte er jedoch nicht angewendet werden.

PRAXIS – SO MACHEN SIE EINEN LEIBWICKEL

Feuchten Sie ein Leintuch mit kaltem oder warmem Wasser an. Wickeln Sie sich das Tuch ganz um den Leib, sodass es vom Hals bis zur Leiste reicht. Darüber kommt das Baumwolltuch, dann die Wolldecke. Das sorgt zunächst für kuschelige Wärme.

Der warme Wickel kühlt zunächst etwas ab. Nach spätestens 20 Minuten erwärmt er sich jedoch und lässt Sie schließlich regelrecht dünsten. Diese Wärme sollten Sie dreiviertel bis zwei Stunden genießen. Ruhen Sie sich anschließend aus.

Bäder

Besonders kaltes Wasser spielt bei der Bekämpfung von Müdigkeit eine wichtige Rolle. Denn ein kaltes Bad oder eine kalte Dusche oder Wechseldusche kurbeln den Stoffwechsel an, stimulieren die Atmung, befreien die Lunge von verbrauchter Luft und regen den Kreislauf an. Und auch die Muskeln werden aktiviert.

Wichtig

Wärme wirkt eher entspannend als aktivierend – zumal dann, wenn sie in Form eines Bades zugeführt wird und Sie als Badezusätze pflanzliche Essenzen verwenden. Beachten Sie dabei: Für den Kreislauf ist es schonender, wenn Sie statt eines Vollbades ein so genanntes Dreiviertelbad machen. Das Wasser, das nicht über 39 °C haben sollte, reicht hierbei nur bis etwa zur Hälfte des Brustkorbs.

WICHTIG

Wer mit dem Kreislauf Probleme hat, der sollte statt eines Vollbades nur ein Halb- oder Dreiviertelbad nehmen.

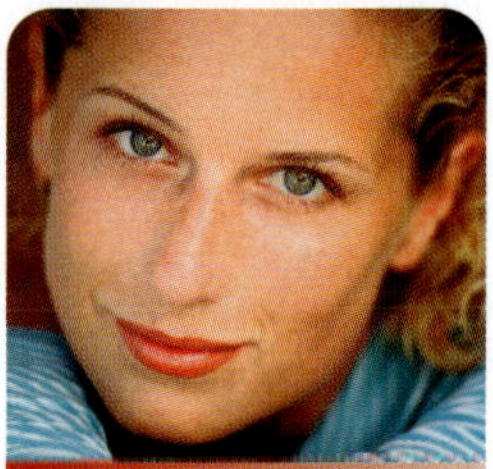

DAS HILFT:

Entsäuerndes Auslaugbad: 2 EL Natriumbikarbonat oder Kaisers Natron in das Badewasser geben und die Badezeit auf 50 Minuten strecken.

Wechselbäder und Wechselgüsse

Wechselwarme Güsse und Bäder steigern die örtliche Durchblutung der jeweiligen Hautregionen. Darüber hinaus beeinflussen sie aber auch die benachbarten Organe. Ein Armguss beispielsweise spricht auch die Atmung an – und so wird die Lunge als Säureventil angeregt. Knie- und Schenkelguss wirken auf Niere und Blase und beeinflussen auf diese Weise auch das Gleichgewicht von Säure und Base im Körper. Achten Sie aber darauf, sich wieder gut aufzuwärmen.

Güsse und Wechselbäder beeinflussen das Gleichgewicht von Säuren und Basen im Körper.

Wechselarmguss

Wir beginnen am rechten Arm: Führen Sie den 36 bis 38 °C warmen Wasserstrahl über den Handrücken an der Außenseite des Armes

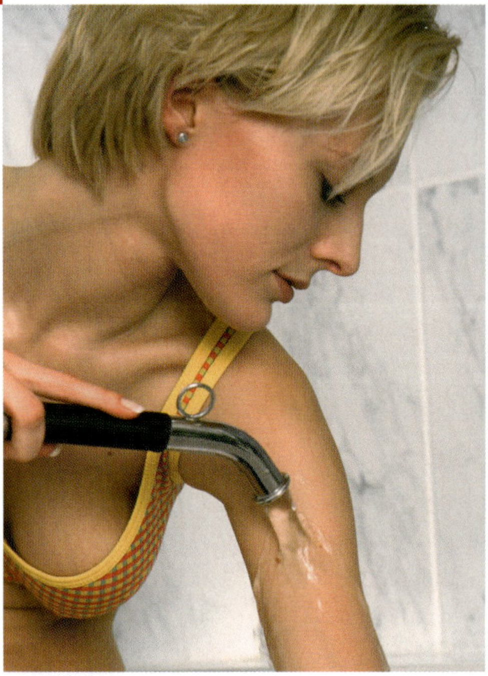

hinauf bis zur Schulter. Dort kurz verweilen und dann an der empfindlicheren Arminnenseite wieder bis zum Handgelenk zurückgehen. In gleicher Weise verfahren Sie anschließend am linken Arm.

Die Haut sollte nun an beiden Armen gut durchblutet und leicht gerötet sein. Die Arme müssen sich warm anfühlen. Erst dann beginnen Sie mit dem Kälteguss.

Für den Kälteguss müssen Sie das Wasser auf etwa 12 °C einstellen. Der Guss wird dann, wie beim Warmguss, zügig durchgeführt: erst am rechten, dann am linken Arm. Danach wiederholen Sie Warm- und Kaltguss an beiden Armen.

Nun sollten Sie sich erfrischt fühlen. Lassen Sie das Wasser auf der Haut von selbst verdunsten. Sie können die Arme ein wenig auspendeln. So erfrischt Sie die Verdunstungskälte auf der Haut noch zusätzlich. Zum Schluss sind beide Arme sehr gut durchblutet und erwärmen sich sofort wieder.

WICHTIG

Den Wechselarmguss bei Herzbeschwerden, Durchblutungsstörungen und Organschäden des Oberkörpers nur mit Vorsicht anwenden – am besten nach Rücksprache mit dem Arzt.

Wechselarmbad

Noch einfacher als der Wechselarmguss ist das Wechselarmbad, denn dafür benötigen Sie nur ein Waschbecken. Der Effekt ist jedoch etwa der gleiche: Auch hier wird durch eine vermehrte Durchblutung auch der feinsten Äderchen eine Entschlackung gefördert.

Wechselarmgüsse und Wechselarmbad regen die Durchblutung an, die Entschlackung wird gefördert.

Ziehen Sie sich nicht zu luftig an und sorgen Sie für einen Stuhl, auf dem Sie bequem sitzen können, während Sie Ihre Arme in das Waschbecken halten. Füllen Sie das Waschbecken mit 36 bis 38 °C warmem Wasser, eine Wanne oder idealerweise ein zweites Waschbecken mit 18 °C kaltem Wasser. Legen Sie nun beide Arme für etwa 5 Minuten in das warme Wasser und entspannen Sie dabei Nacken und Schultern.

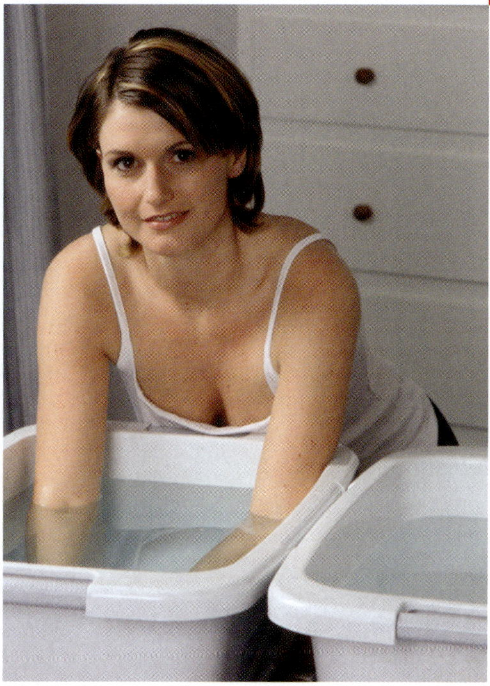

Jetzt die Arme in das kalte Wasser legen. Meistens sind 10 Sekunden ausreichend, bis die Kälte deutlich spürbar wird. Und nun folgt die Wiederholung: wiederum 5 Minuten warmes Armbad, dann 10 Sekunden kaltes Armbad.

Streifen Sie das Wasser ab, ohne sich richtig abzutrocknen. So steigern Sie den Kältereiz und die danach folgende Wärmereaktion des Körpers. Je nach Jahreszeit können Sie auch den kalten oder warmen Anteil des Wechselbades verlängern.

Wenn Sie beim Wechselarmbad Herzklopfen, ein Gefühl der Enge oder Schwindelgefühle bekommen, unterbrechen Sie sofort die Anwendung. Legen Sie sich warm zugedeckt hin, und atmen Sie ruhig und gleichmäßig durch, bis es Ihnen wieder besser geht.

Wichtig

Das Wechselarmbad ist nicht für Sie geeignet, wenn Sie dabei Herzklopfen, ein Gefühl der Enge oder Schwindelgefühle bekommen. Besprechen Sie die Anwendung vorher mit einem spezialisierten Arzt.

Schenkelguss

Mit dem Schenkelguss lassen sich deutliche Symptome einer Übersäuerung, wie zum Beispiel die Verstopfung, gut und einfach behandeln.

Stellen Sie das rechte Bein in die Dusche oder in die Badewanne (Achtung: Rutschgefahr durch eine Matte ausschließen!). Beginnen Sie vom Fußrücken entlang der Außenseite des Beines an aufwärts

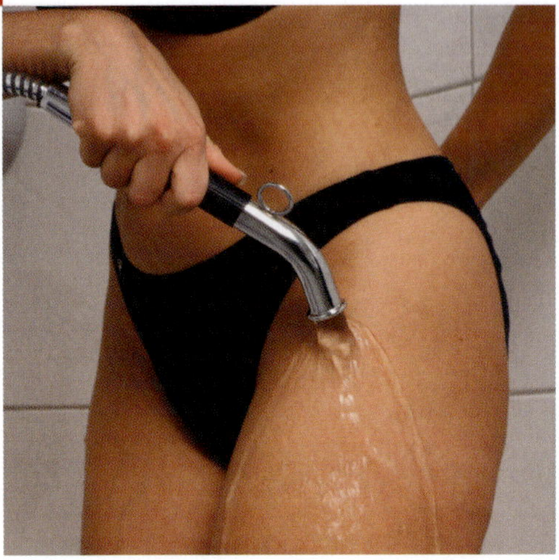

Der Schenkelguss wirkt gut bei einer Verstopfung, die von einer Übersäuerung herrührt.

bis zur Leiste, den sanften Wasserstrahl erst über den Fuß, dann über den gesamten Schenkel fließen zu lassen. Die Wassertemperatur sollte 36 bis 38 °C sein. Gehen Sie danach mit dem Wasserstrahl an der Innenseite des Schenkels abwärts von der Leiste wieder bis zum Fußknöchel.

Beginnen Sie nun mit dem linken Bein in der beschriebenen Art. Stellen Sie dabei den rechten Fuß auf einen trockenen Untergrund, so kühlt er nicht so schnell aus, und auch die Rutschgefahr ist geringer.

Nach dem fünf- bis zehnminütigen Wärmeguss sollten beide Beine gut durchblutet und warm sein. Jetzt folgt, wie schon beim Wärmeguss beschrieben, 18 °C kaltes Wasser. Dieses führen Sie allerdings nur ganz kurz bis zur Leiste und wieder zurück, dann wechseln Sie zum linken Bein. Zum Schluss beide Fußsohlen mit kaltem Wasser abgießen. Wiederholen Sie Warm- und Kaltguss und ruhen Sie sich nach dem Schenkelguss aus.

Wichtig

Wenn Sie unter Nieren- und Harnwegsinfektionen leiden oder leicht frieren – keinen Schenkelguss durchführen. Auch während der Menstruation ist er nicht empfehlenswert.

Güsse: Ganz individuell anpassen

Die bekannten Kneippschen Güsse stellen insbesondere für den häuslichen Gebrauch eine hervorragende Möglichkeit dar, sich abzuhärten und chronische Beschwerden zu behandeln. Sie alle brauchen nur wenige Minuten Zeit. Alle Güsse zielen auf eine stabilisierende Wirkung im Wärmehaushalt und es werden auch ganz gezielt Organsysteme angesprochen. Die generelle Regel dabei ist: So viel Wärme wie nötig und soviel Kälte wie möglich. Passen Sie also die Güsse ganz Ihren Bedürfnissen an.

Die ideale Ernährung – die optimalen Bestandteile

Nicht verzichten, sondern zu den richtigen Nahrungsmitteln greifen lautet die Devise, wenn Sie etwas für sich und Ihre Vitalität tun möchten. Welche Lebensmittel Ihnen besonders gut tun und bei welchen Sie eher vorsichtig sein sollten, das lesen Sie auf den nachfolgenden Seiten und auch, wie Sie mit Ballaststoffen, Kohlenhydraten und Säurebildnern umgehen sollten.

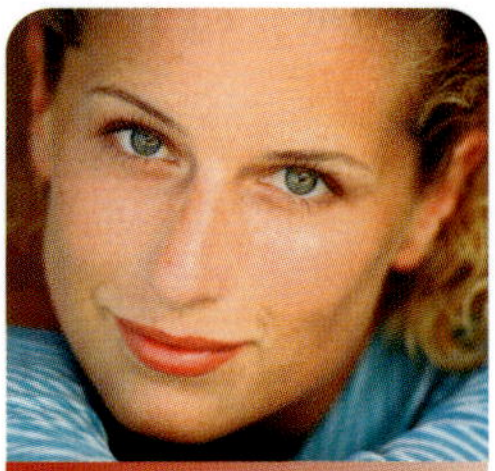

DAS HILFT:

Obst, Gemüse und vollwertiges Getreide bringen den gesamten Organismus wieder auf Trab.

Wichtig: Viel Obst und Gemüse

Obst und Gemüse haben mehrere Vorteile: Sie gehören nicht nur zu den Basenspendern, sondern auch zu den besonders ballaststoffreichen Nahrungsmitteln. Und derartige Kost hat eine Reihe von Vorzügen. Sie muss länger und intensiver gekaut werden – das bereitet die Nahrung besser für die Verdauung vor und entlastet das gesamte Verdauungssystem – dadurch fühlen Sie sich nach dem Essen auch gleich viel weniger müde und schlapp. Durch das Quellvermögen und die Faserstoffe regt die ballaststoffreiche Nahrung die Darmwände zur Arbeit an – die Darmfunktion wird aktiviert.

Und Obst sowie Gemüse versorgen unseren Körper mit besonders vielen wertvollen Vitaminen und Mineralstoffen – eine wichtige Voraussetzung für Wohlbefinden und Vitalität.

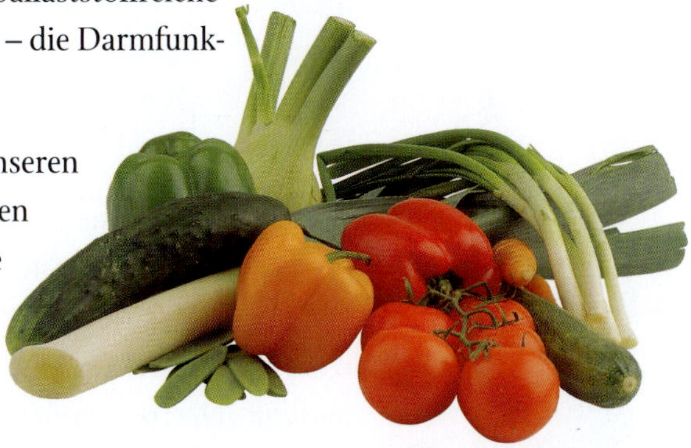

Achtung **Reichlich basisches**

Essen Sie zum Sattwerden Nahrungsmittel aus dem basischen Bereich: Das heißt vor allem reichlich Obst und Gemüse. Idealerweise sollte es roh oder gedünstet und nicht fettreich angerichtet sein. Bei Getreideprodukten sollten Sie vor allem auf Vollkornbrot, Vollkornteigwaren oder naturbelassene Getreidesorten setzen.

Vermeiden: Säurebildner, Fett und Salz

Mageres Geflügel, Fleisch oder Fisch können Sie gemeinsam mit reichlich Basenspendern gelegentlich durchaus genießen. Ihr Körper braucht das darin enthaltene Eiweiß. Es sollte aber nicht zu oft sein – und diese Eiweißspeise sollte eigentlich nur die kleine Beilage zum großen Gemüse-Hauptgericht sein.

Empfehlenswert sind fettarme Milch, Kefir, Dickmilch, Buttermilch, fettarmer Joghurt, Magerquark, Magerkäse oder Hüttenkäse, gelegentlich auch ein fettreduzierter Käse bis 30 Prozent. Vermeiden sollten Sie Vollmilch, Kaffeesahne, Sahnejoghurt, Créme fraiche und fettreiche Käsesorten über 40 Prozent.

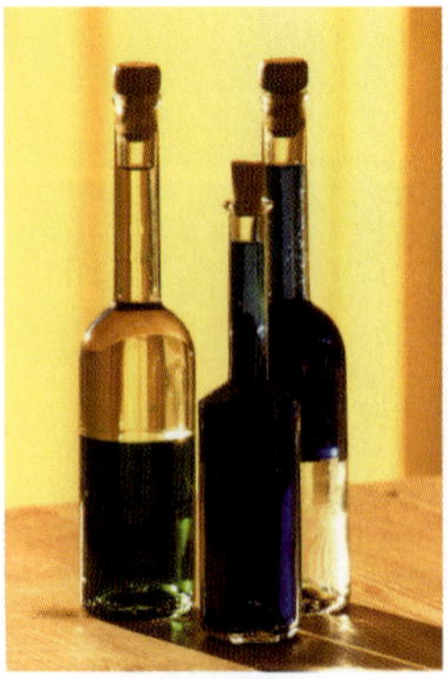

Fett im Essen erscheint schnell als Fett am Körper. Fett ist kein „Sattmacher“, wie man früher immer meinte. Allerdings ist es ein Aromaträger – deshalb empfinden viele Menschen fette Gerichte als besonders geschmackvoll. Doch Fett am Essen schmeckt ebenso wie Fett im Essen und belastet weniger. Also lieber ein paar Pellkartoffeln als Pommes frites voll von triefendem Fett.

Im Rezeptteil (siehe Seite 103ff.) finden Sie viele gesunde Rezepte. Dort sehen Sie, wie Sie nicht völlig auf Fett verzichten müssen und dank anderer frischer Zutaten wie Gemüse und Kräuter erfolgreich und mit sehr viel Genuss und Gaumenfreude den Einsatz von Fett vermeiden können.

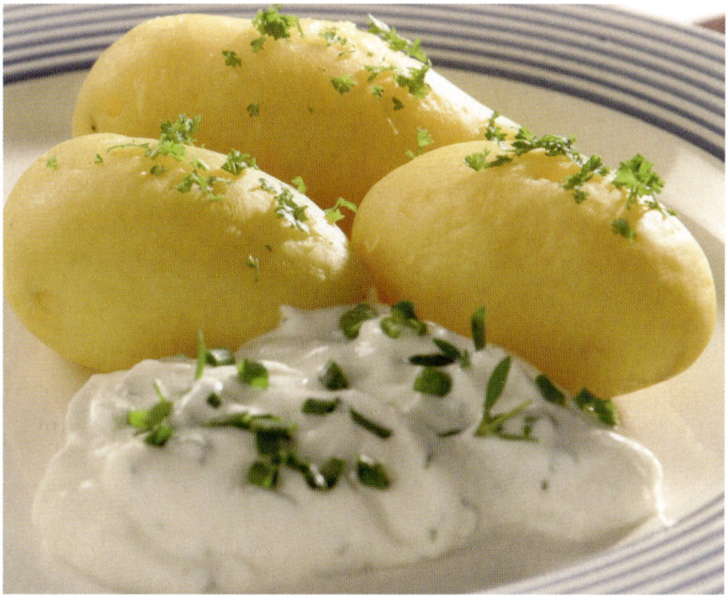

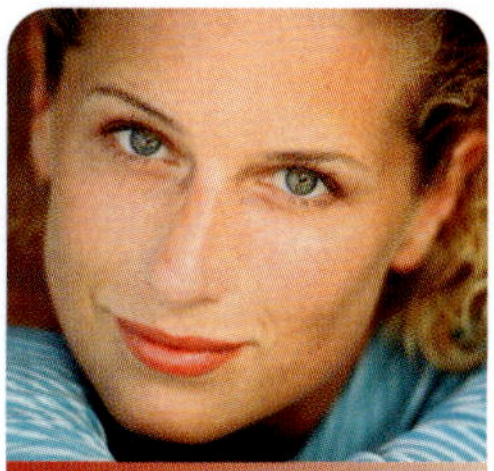

DAS HILFT:

Pflanzliche Fette wie Sonnenblumenöl, Rapsöl, Olivenöl oder Maiskeimöl haben einen hohen Anteil an ungesättigten Fettsäuren, die den Verdauungsapparat positiv beeinflussen.

Neben der bewussten Nahrungsaufnahme ist es wichtig, auch ausreichend Flüssigkeit zu sich zu nehmen: Als Richtwert gelten drei bis vier Liter pro Tag. Empfehlenswert sind kalorienarme Getränke wie Tee, oder Mineralwasser und verdünnte Fruchtsäfte. Koffein oder Alkohol sind in diesem Sinne keine Flüssigkeit.

VIEL UND RICHTIG TRINKEN — INFO

Trinken Sie drei bis fünf Liter Mineralwasser oder Kräutertee pro Tag, aber möglichst wenig Kaffee oder Schwarztee. Weniger säuernd, aber dennoch etwas anregend, sind Mate- und grüner Tee.

Auch auf zuckerhaltige Limonaden sollten Sie verzichten. Und bei Alkohol gilt, wie so oft im Leben: In Maßen und gelegentlich genussvoll ist völlig in Ordnung, aber vermeiden Sie auch hier ein Zuviel.

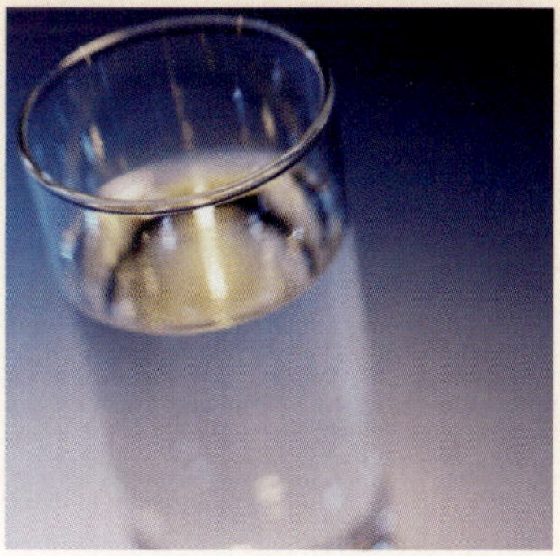

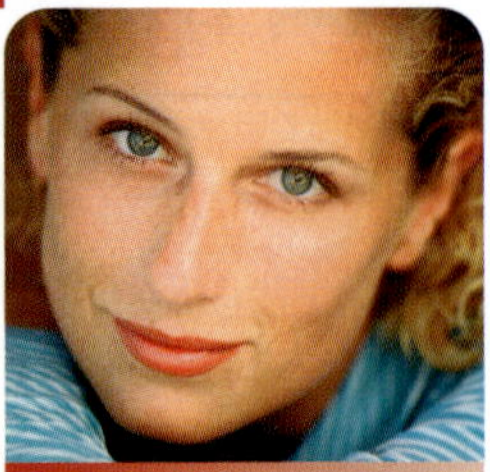

DAS HILFT:

Komplexe Kohlenhydrate, die vor allem in Vollkornprodukten und im Gemüse enthalten sind, helfen, wieder Schwung in's Leben zu bringen.

Besser wenig Süßes

Zucker und zuckerhaltige Süßigkeiten wie Bonbons, Marmelade, Kuchen, Schokolade oder stark gesüßte Getränke belasten nicht nur den Säure-Basen-Haushalt auf der sauren Seite, sondern sind auch regelrechte Müdemacher. Denn sie provozieren ein plötzliches Ansteigen des Blutzuckerspiegels, dem dann häufig Erschöpfung folgt. Große Zuckermengen können auch zu einem Abfall des Kalium-Spiegels führen – und damit erst recht zu Müdigkeit. Viel günstiger sind die so genannten langsamen oder komplexen Kohlehydrate, wie sie in Naturreis, Kartoffeln, Hülsenfrüchten oder Vollkornbrot enthalten sind. Sie sorgen für eine langsamere, gleichmäßigere Freisetzung von Energie und sind daher wichtige Ausdauerquellen für Muskeln, Gehirn und Nervensystem.

Honig ist übrigens eine prima Alternative als Süßmittel. Er enthält viel Glukose, Aminosäuren, Mineralstoffe, Spurenelemente und B-Vitamine. Dadurch wirkt er auch beruhigend – die warme Milch mit einem Löffel Honig als entspannender, schlaffördernder Schlummertrunk hat also durchaus ihre Berechtigung.

ACHTUNG **SNACKS**

- **Schnellimbiss-Restaurants, Würstchenbuden, Pizzaverkäufer und Kioske: Fastfood und Snacks sind nicht nur bei Jugendlichen äußerst beliebt.**

Auch all denjenigen, die „knapp an Zeit sind" um eine richtige Mahlzeit zu essen, dienen sie nicht selten als verlockende Alternative. Doch von zu stark gewürztem Fastfood, Currywurst, stark Gesalzenem wie Pommes frites oder sehr Süßem, essen wir automatisch zu viel.

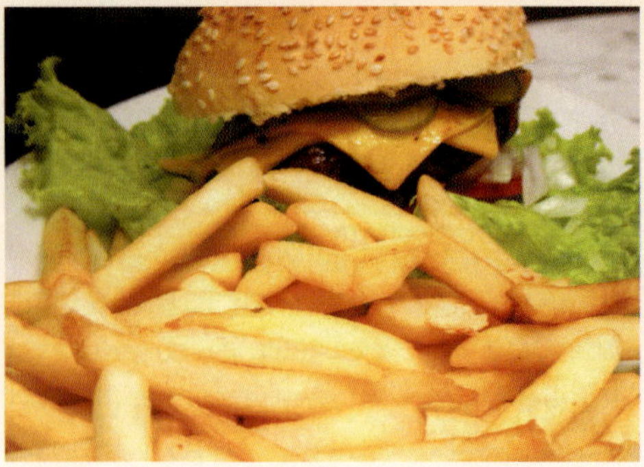

Achten Sie darauf in Zukunft und denken Sie daran: Die Gerichte der Säure-Basen-Diät ermöglichen es Ihnen, wieder Ihren natürlichen Sättigungsreflex wahrzunehmen und sich dadurch rundum besser zu ernähren.

Lebensmittel, die Sie sich gönnen sollten

Obst und die meisten Gemüse können Sie nach Herzenslust essen. Sie enthalten günstige Mineralstoffe, die den pH-Wert von Gewebsflüssigkeiten basisch werden lassen. Basenreiche Lebensmittel tragen viel zu Ihrem Wohlbefinden und Ihrer Vitalität bei.

Fett aus pflanzlichen Quellen und mit mehrfach ungesättigten Fettsäuren sind eine wichtige Energiequelle: Oliven-, Distel-, Weizenkeimöl.

Mit Obst gegen die Erschöpfung

Zitrusfrüchte sollten auf Ihrem Speisezettel nicht fehlen. Denn damit können Sie nicht nur reichlich Vitamin C auftanken – das als ein besonders wichtiger Muntermacher gilt, sondern auch Magnesium, das gegen Stress wirkt, den Stoffwechsel aktiviert und die Umwandlung des Blutzuckers in Energie unterstützt. Das gilt übrigens auch für **Kiwis**.

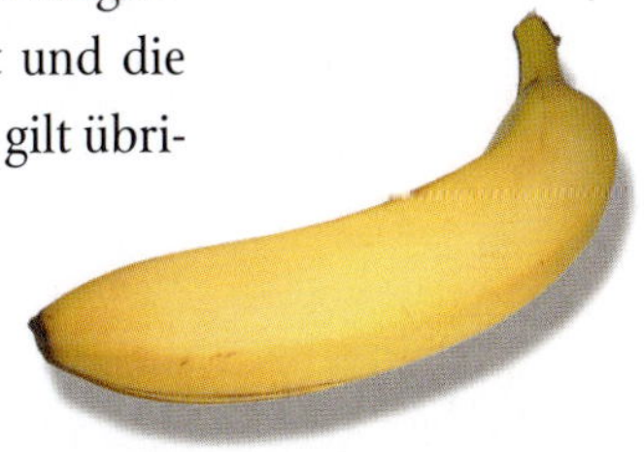

Auch **Bananen** gehören zu den wichtigen Fitmachern unter den Früchten. Sie haben fast kein Fett, bringen dafür aber jede Menge Energie und Schonung für angespannte Nerven. Dafür sorgt unter anderem ihr hoher Gehalt an Vitamin B_6 und Kalium.

Trockenpflaumen sorgen ebenso für einen gesunden Energieschub. Sie versorgen Nerven und Muskeln mit Magnesium und damit mit Kraft – und sie enthalten hauptsächlich natürlichen Fruchtzucker. Das lässt den Blutzuckerspiegel weniger rasch ansteigen, als das andere Süßigkeiten tun. So bleiben nicht nur Ener-

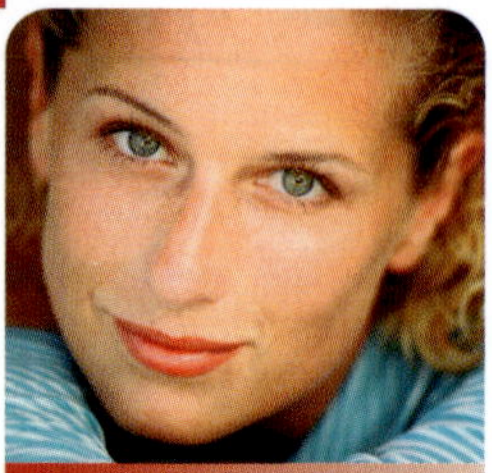

DAS HILFT:

Bananen und Papayas machen fit: Sie bringen jede Menge Energie und helfen, die Nerven zu schonen.

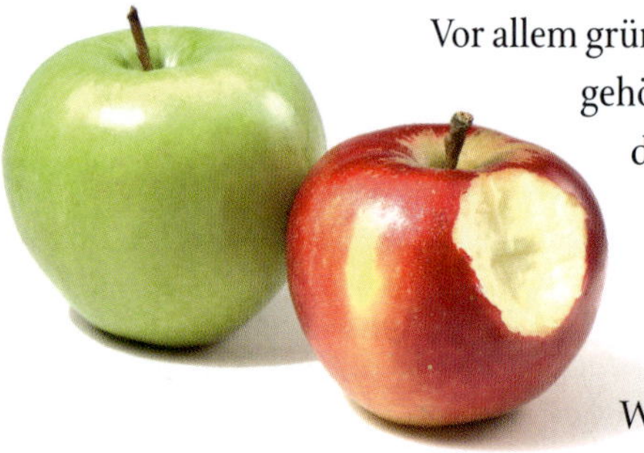

giekrisen nach dem Zuckerhoch aus, sondern auch Heißhunger-Attacken.

Äpfel, **Avocados**, **Feigen**, **Johannisbeeren**, **Pfirsiche** und **Stachelbeeren** enthalten viel Kalium, das die Enzymaktivitäten steigert und für eine Balance zwischen Säuren und Basen sorgt.

Auch **Papayas** können viel zu Ihrer Fitness beitragen, denn sie enthalten viel Magnesium und Vitamin C und helfen so, die durch Stress aufgebrauchten Vorräte dieser wichtigen Vitalstoffe wieder aufzufüllen.

Diese Gemüsesorten tun gut

Vor allem grünes Gemüse – wie **Brokkoli**, **Grünkohl** und **Petersilie** gehört durch seinen hohen Eisen- und Kalziumgehalt zu den Fitmachern und liefert auch den wichtigen Vitalstoff Magnesium. Darüber hinaus enthält Grüngemüse auch ausgiebig Vitamin C, das übrigens auch in **Paprikaschoten** reichlich vorhanden ist.

Wertvolle Muntermacher aus der Gemüseküche sind auch **Champignons**. Sie liefern ein ganzes Bündel von B-Vitaminen. Vitamin B_2 braucht die Körperzelle, um Energie zu gewinnen, auch die Nerven sind für ein optimales Funktionieren auf dieses Vitamin angewiesen. Auch das in Champignons reichlich vorhandene Biotin trägt wesentlich zur Energiebereitstellung im Körper bei.

Kartoffeln sind nicht nur besonders schmackhafte und vielseitige Basenspender, sie liefern auch jede Menge Zink, Vitamin C und die für den Energiehaushalt wichtigen B-Vitamine. Unter anderem sind Kartoffeln wichtig, um den Bedarf an Vitamin B_6 zu decken – ein Mangel an diesem Vitamin ist häufig für Schlafprobleme oder Reizbarkeit.

Auch die vielen B-Vitamine der **Sojabohne** sind wichtig für unsere Nerven – sie sorgen unter anderem dafür, dass die Nervenimpulse optimal weitergeleitet werden. Das in Soja reichlich vorhandene Lecithin gilt als wichtiger natürlicher Stress-Schutz.

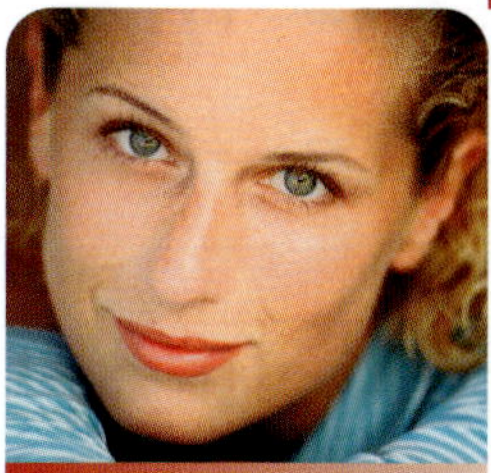

Das Hilft:

Kalium steigert die Enzymaktivitäten und bringt damit müde Menschen auf Touren. Genießen Sie also Äpfel, Bananen, Avocados, Feigen, Johannisbeeren, Pfirsiche und Stachelbeeren.

Spargel und **Zwiebel** sorgen auch für eine Zufuhr von Jod, einem Spurenelement, das viele körperliche und geistige Funktionen mit reguliert, zum Beispiel Stoffwechsel, Energie, aber auch das Körpergewicht. Darüber hinaus enthält Spargel auch viel Eisen, in Kombination mit Magnesium und B-Vitaminen und ist so ein köstlicher natürlicher Muntermacher, der Konzentrationsprobleme und Mattigkeit vertreiben kann.

Fisch und Fleisch

Auch wenn Säurespender nur einen kleinen Anteil Ihrer Ernährung bilden sollten, ganz verzichten sollten Sie auf Eiweiß aus Fisch und Fleisch nicht. **Fisch** versorgt den Körper mit wichtigen Nährstoffen, allen voran Jod, aus dem wiederum die Schilddrüse Hormone produziert, die in der Regelung des Stoffwechsels eine wichtige Rolle spielen. Vor allem Seefisch und Meeresfrüchte enthalten viel von diesem fit machenden Vitalstoff.

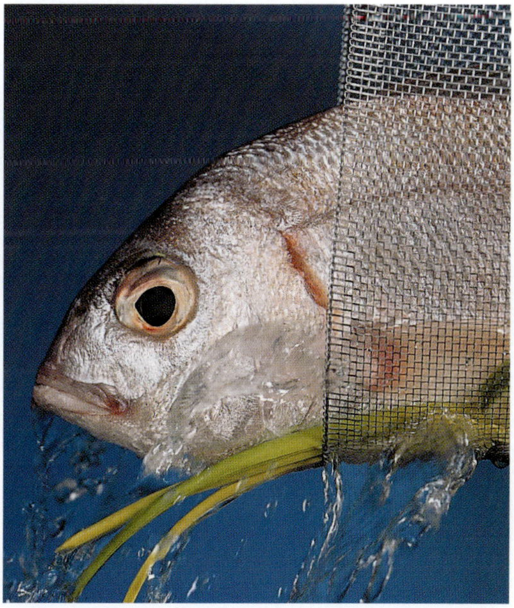

Beim **Fleisch** ist es vor allem Geflügel, das eine kräftigende Wirkung entfalten kann: B-Vitamine, reichlich Zink und Eisen und der hohe Niacin-Gehalt helfen dem Körper, Energiereserven aufzubauen, die dann in Belastungssituationen freigesetzt werden können.

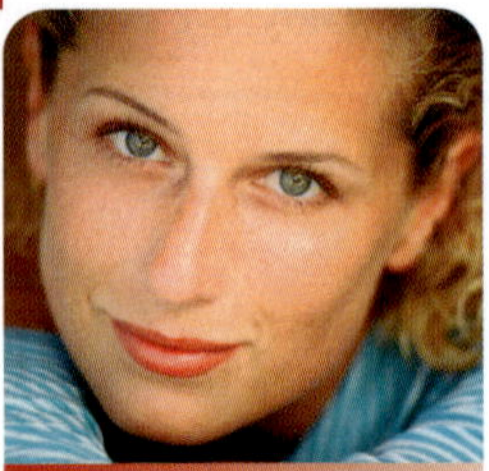

DAS HILFT:

Milchprodukte und grünes Gemüse sind richtige Muntermacher.

Muntermacher Milchprodukte

Regelmäßig Milchprodukte zu essen ist bei Müdigkeit schon deshalb wichtig, weil sie zu den wichtigsten Kalziumlieferanten gehören. Auch wenn sie abnehmen wollen und daher auf die Fett- und Kalorienzufuhr achten müssen, sollten Sie keinesfalls auf den natürlichen Muntermacher aus dem Milchregal verzichten. Milch gibt es ebenso wie sämtliche Milchprodukte auch in einer fettarmen Form. Kalzium sorgt unter anderem für die Impulsübermittlung der Nerven und Muskeln, ist am Eisenstoffwechsel beteiligt und gilt als wichtiges Element für einen gesunden Schlaf.

Joghurt ist übrigens ein wichtiger Spender von Vitamin-B, jenem Vitalstoff also, der eine wichtige Rolle beim Transport und der Freisetzung von Energie spielt. Auch Buttermilch erfrischt besonders gut.

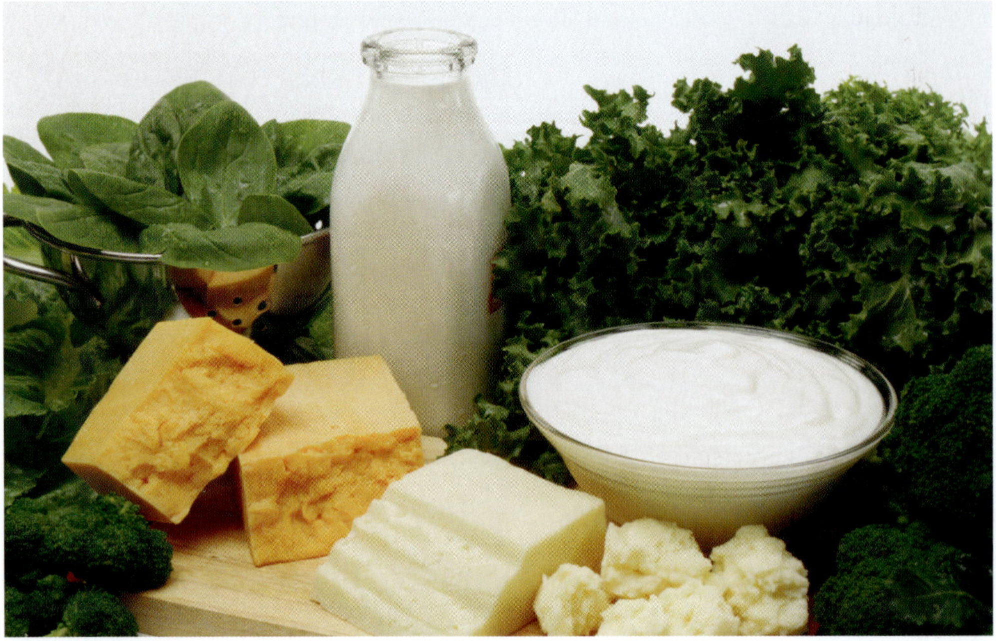

Fit mit dem vollen Korn

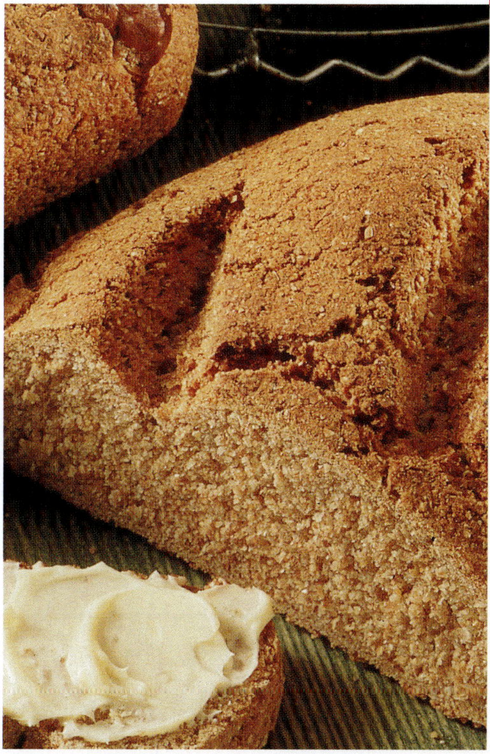

Statt zu Produkten aus Weißmehl sollten Sie regelmäßig zu **Vollkornbrot** greifen. Denn dieses ist nicht nur ein wichtiger Eisenlieferant, Vollweizenmehl ist auch eine bedeutende Kalzium- und Magnesiumquelle. Weißmehl hingegen hat durch das Ausmahlen den größten Teil seines Kalzium- und Magnesiumgehalts verloren. Und Magnesium ist eine wichtige Waffe gegen die Müdigkeit, denn es ist an der Energiespeicherung und an vielen Nerven- und Muskelfunktionen beteiligt. Darüber hinaus liefert Vollkornbrot auch Kalzium: Ein Mangel an diesem wichtigen Mineralstoff kann sich in Müdigkeit und Lustlosigkeit äußern.

Ein guter Tipp: Probieren Sie doch einmal selbstgebackene Brote aus. Zahlreiche Rezeptbücher sind auf dem Markt (oder im Internet) vorhanden. Sie können sich hochwertige Mehlsorten beispielsweise im Biomarkt kaufen oder sogar das Korn selbst mahlen, zahlreiche Hersteller bieten Kornmühlen an. Backen geht dann einfach im eigenen Herd oder, ganz professionell, dem Brotbackautomaten.

Haferflocken gehören mit zu den Muntermachern aus Korn: Ihre komplexen Kohlehydrate und Ballaststoffe sorgen für einen gleichmäßig hohen Blutzuckerspiegel, der die Körperzellen mit Energie versorgt und den Nerven Kraft liefert.

Auch **Hirse** ist ein regelrechtes Fitness-Getreide, denn Magnesium, Eisen und B-Vitamine sorgen dafür, dass dem Körper ausreichend Energie zur Verfügung steht.

Unverträglichkeiten

WICHTIG

Auch eine Ernährung, die sich an der Säure-Basen-Balance orientiert, kann zu individuellen Unverträglichkeiten führen.

Vorsicht: Gesundes ist nicht immer gesund. Auch eine ausgewogene, an der Säure-Basen-Balance orientierte Ernährung kann bei Ihnen zu individuellen Unverträglichkeiten führen. Und das ganz besonders, wenn Ihr Verdauungsapparat bereits geschwächt ist. Wir müssen uns von der Vorstellung lösen, dass Lebensmittel oder deren Bausteine grundsätzlich schädlich oder nützlich für den Körper sind.

Ein „gesunder" Stoff, der dem Körper zur falschen Zeit oder in der falschen Dosis angeboten wird, kann unter Umständen mehr schaden als nützen. Zum Beispiel das lebensnotwendige Eiweiß: Es ist zwar absolut wichtig, weil es dem Körper wichtige Bausteine liefert. Auf das Übermaß, in dem es heute oft genossen wird, ist unser Organismus jedoch nicht eingerichtet. Kann unser Organismus das Eiweiß nicht ausreichend verdauen, so kommt es im Darm zu Fäulnis. Die dabei entstehenden Gifte gelangen – besonders bei einem überlasteten Darm – in den Blutstrom und können sich im ganzen Organismus schädlich auswirken.

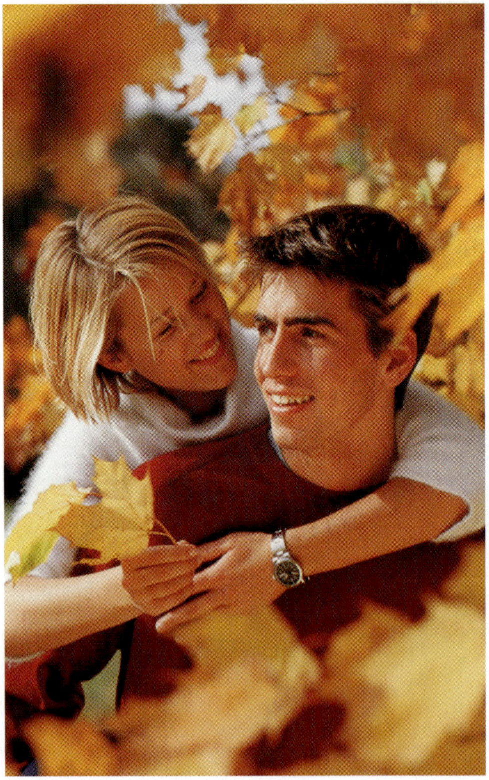

Pflanzliche Frischkost

Pflanzliche Frischkost ist nicht immer und für jeden Menschen gesund – auch wenn das oft so propagiert wird –, denn die Verdauungsleistung kann durch die Gärung der pflanzlichen Faserstoffe im Darm überfordert werden. Bei einer unkontrollierten Gärung im Darm entstehen Fuselalkohole wie Methanol oder Propanol, die hoch giftig sind. Auch sie gelangen in den Blutstrom, gefährden das Wohlbefinden und beeinträchtigen die Gesundheit. Diese Fäulnis- und Gärungsprozesse laufen nicht immer ab, sondern dann, wenn der Organismus durch ein Überangebot überfordert wird. Das kann auch generell für vollwertige Nahrung gelten: Manche Menschen reagieren auf zu viel Vollwertkost mit Blähungen oder Darmreizungen.

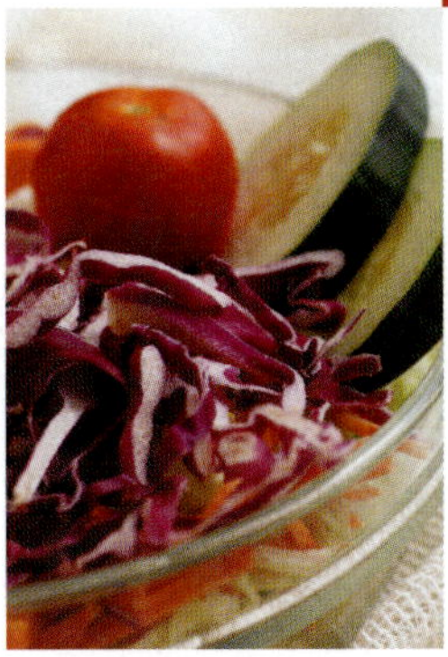

Wer wie viel wovon verträgt, ist eine sehr individuelle Sache. Sie müssen selbst lernen und beobachten, wann Sie welche Mengen vertragen. Der Körper gibt Ihnen die Signale.

Allergien und Unverträglichkeiten

Achtung!

Haben Sie den Verdacht, dass Sie auf bestimmte Nahrungsmittel mit Allergien oder Unverträglichkeiten reagieren, dann sollten Sie die entsprechenden Nahrungsbestandteile in Zukunft weglassen und möglichst auch beim Arzt einen seriösen Test machen lassen. Wenn Ihr Darm nämlich immer wieder mit Stoffen in Berührung kommt, die bei Ihnen Allergien oder Unverträglichkeiten auslösen, können sich die Darmschleimhaut und die Darmflora nicht erholen und Ihr Immunsystem wird ständig unnötig belastet.

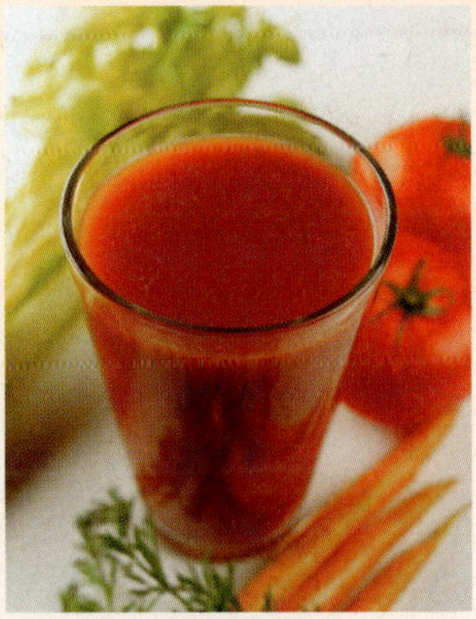

Besonders verbreitet sind Allergien und Unverträglichkeiten gegen Milcheiweiß, Weizen, Nüsse, Möhren oder Tomaten. Auch Überempfindlichkeiten gegen Nahrungsmittelzusätze wie Konservierungsmittel, Farb- oder Aromastoffe treten immer häufiger auf.

Wenn die Lebensmittel auf Ihrem Speiseplan immer frisch und ohne solche Zusatzstoffe sind, dann dürften derartige Unverträglichkeiten in Zukunft jedoch immer weniger eine Rolle in Ihrem Leben spielen.

Die ideale Ernährung – so essen Sie gesund

Bei einer Säure-Basen-Diät werden die Gerichte sehr ausgewogen zusammengestellt. Sie enthalten alle notwendigen und wichtigen Nährstoffe und laden Sie dazu ein, das Essen wirklich zu genießen. Dabei wird auch großer Wert auf die Esstechnik und den richtigen Zeitpnkt gelegt, damit sich Ihr Sättigungsgefühl früher einstellt. Denn häufig ist Erschöpfung auch mit Übergewicht verbunden: Achten Sie auch darauf, nicht zu viel zu essen.

INFO | **DER SÄTTIGUNGSREFLEX**

Über Ihren ganz individuellen Energiebedarf, der von Tag zu Tag schwankt, gibt Ihr Sättigungsreflex Auskunft – er stellt sich etwa eine Viertelstunde nach den ersten Bissen ein. Leider ist er jedoch oft durch ungünstige Ernährungsgewohnheiten verschüttet, kann aber von Ihnen wieder wahrgenommen werden. Deshalb: Je länger Sie also einen jeden Bissen genießen, umso weniger werden Sie essen und umso leichter nehmen Sie ab. Langsames Essen und intensives Kauen helfen Ihnen zu spüren, wann Sie genug haben.

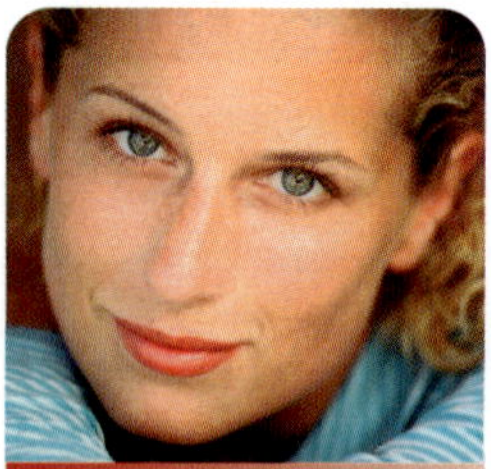

DAS HILFT:

Nur essen, wenn man wirklich Hunger hat, das schützt den Körper vor einer Überlastung.

Kein Essen ohne Hunger

Essen sollte keine Gewohnheit sein, sondern die richtige und wohltuende Reaktion auf ein Hungergefühl. Mangelnder Appetit ist eine Schutzfunktion des Körpers, die ihn vor Überlastung bewahrt. Zu einer solchen Überlastung kommt es beispielsweise, wenn der Bauch schon voll ist, oder auch, wenn der Körper sich wichtigeren Aufgaben widmen muss, die seine Energie voll beanspruchen – so etwa bei Erkrankungen. Sie werden es bald bemerken: Ist die Säure-Basen-Balance im Lot, dann spüren Sie auch Ihr natürliches Hungergefühl wieder viel besser – und können es genießen.

Gesund und gut: ein ausgiebiges Frühstück

Ihr Stoffwechsel wird gut ausgelastet, wenn Sie sich ein Frühstück in Ruhe gönnen. Sind Sie ein ausgesprochener Frühstücksmuffel, dann sollten Sie sich ein gesundes zweites Frühstück für unterwegs mitnehmen und das erste ganz klein halten. Denn sonst stellt sich irgendwann der Heißhunger ein – mit der Gefahr, dass Sie dann zu Snacks greifen, die Ihrem Cholesterinspiegel gar nicht gut tun.

WICHTIG

Heißhunger vermeiden, denn sonst greift man zu Snacks oder sonstigem Fastfood. Das macht müde und übersäuert.

Nehmen Sie sich Zeit für das Mittagessen

Viele Menschen fühlen sich mittags gestresst oder haben an ihrem Arbeitsplatz keine Möglichkeit, essen zu gehen. Deshalb fällt mittags eine vollständige Mahlzeit oft aus, und manch einer glaubt vielleicht auch, nach dem Essen würde er müde werden und könnte nicht mehr konzentriert arbeiten. Bei einem abwechslungsreichen, leichten Mittagessen, das Sie sich ja durchaus auch mit zur Arbeit nehmen können, ist dies jedoch nicht der Fall.

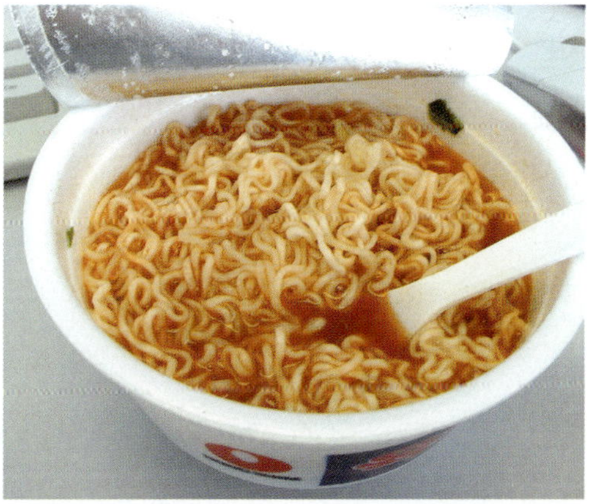

Leider sieht der Büroalltag meist ziemlich trist aus. Dabei gilt: Ein leichtes, abwechslungsreiches Mittagessen macht weder müde noch schadet es der Konzentration.

Nehmen Sie die größte Mahlzeit des Tages nach Möglichkeit immer am Mittag ein. Das kann auch ein großer Salat sein oder ein Sandwich zusammen mit Säften. Sie können Ihr Mittagessen jedoch auch auf mittags und nachmittags verteilen, sofern es dann nicht zur Hälfte aus Kuchen, Schlagsahne und Kaffee besteht. Abends allerdings sollten Sie nur noch eine kleine Mahlzeit essen, die möglichst leicht verdaulich ist. Ihr Körper belohnt Sie mit einem guten, erholsamen Schlaf und Sie wachen am Morgen erfrischt auf.

Lassen Sie sich Zeit zum Genießen

Suppe als Vorspeise: Das wärmt, entspannt und regt die Verdauung an.

Wenn Sie nicht in Ruhe essen, dann schmecken Sie das Essen kaum und spüren auch Ihr Sättigungsgefühl nicht. Sie essen also viel mehr, als Ihnen gut tut und als Sie eigentlich essen wollten. Setzen Sie sich nie gestresst an den Tisch, sondern ruhen Sie sich vor der Mahlzeit möglichst etwas aus. So geben Sie Ihren Verdauungsorganen die Zeit, die sie brauchen, um sich auf ihre Arbeit einzustimmen. Der Vorbereitung der Mahlzeit dient auch die Suppe als Vorspeise: Sie wärmt, entspannt und regt die Verdauungsdrüsen an.

INFO **GRÜNDLICH KAUEN**

Genießen Sie Ihr Essen und kauen Sie gründlich. Sie werden erstaunt bemerken, dass Sie sich nach etwa 15 Minuten satt fühlen – ein Gefühl, das weniger von der Menge als vielmehr von der Dauer Ihrer Mahlzeit abhängt.
Und: Die Verdauung der Nahrung beginnt bereits im Mund, denn auch der Speichel enthält Verdauungsenzyme. Gründliches Kauen lässt nicht nur den Eigengeschmack der Speisen besser zur Geltung kommen, es nimmt den Verdauungsorganen außerdem eine Menge Arbeit ab, weil der gut gekaute Speisebrei den Verdauungssäften dann eine größere Angriffsfläche bietet. Und diese Entlastung bringt zusätzliche Energie.

Nicht ablenken lassen

Lassen Sie sich beim Essen durch nichts ablenken (kein Fernsehen, keine Zeitung)! Sonst gelingt weder das gründliche Kauen, noch verspüren Sie Ihr natürliches Sättigungsgefühl. Wichtig auch: Beenden Sie die Mahlzeit, sobald Sie ein Sättigungsgefühl verspüren.

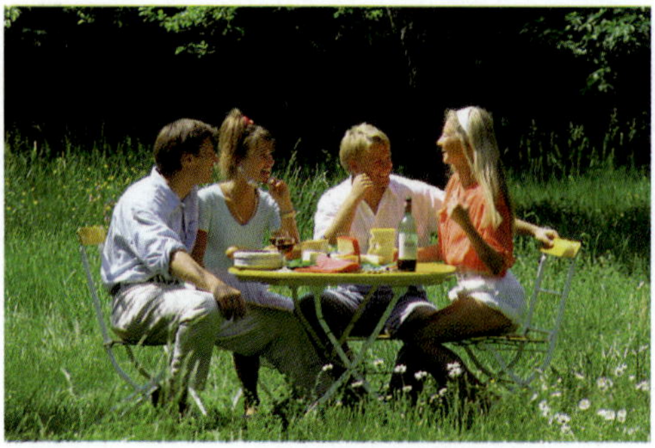

Sind Sie müde und abgespannt oder haben Sie keine Gelegenheit, in Ruhe zu essen, dann verschieben Sie die Mahlzeit. Schonen Sie Ihren Verdauungstrakt und Ihren Stoffwechsel. Entspannen Sie erst mal und essen Sie dann, wenn Sie ausgeruht sind.

Lieber das Essen etwas verschieben, als gestresst zu essen. Beim Essen sollten Sie entspannen und ausgeruht sein.

Beim Essen nicht trinken

Auch wenn es zu einer richtigen Gewohnheit wurde – es ist ungünstig, direkt zu den Mahlzeiten zu trinken. Denn wenn die Bissen durch Flüssigkeit gewissermaßen gleitfähiger gemacht und hinuntergespült werden, kauen Sie unwillkürlich nicht genug. Trinken während der Mahlzeit verdünnt auch die Verdauungssäfte. Trinken Sie also besser vor dem Essen – das nimmt auch den Hunger – oder erst danach.

Wichtig

Trinken zum Essen, das hält vom richtigen Kauen ab. Deshalb: Vor oder nach den Mahlzeiten trinken.

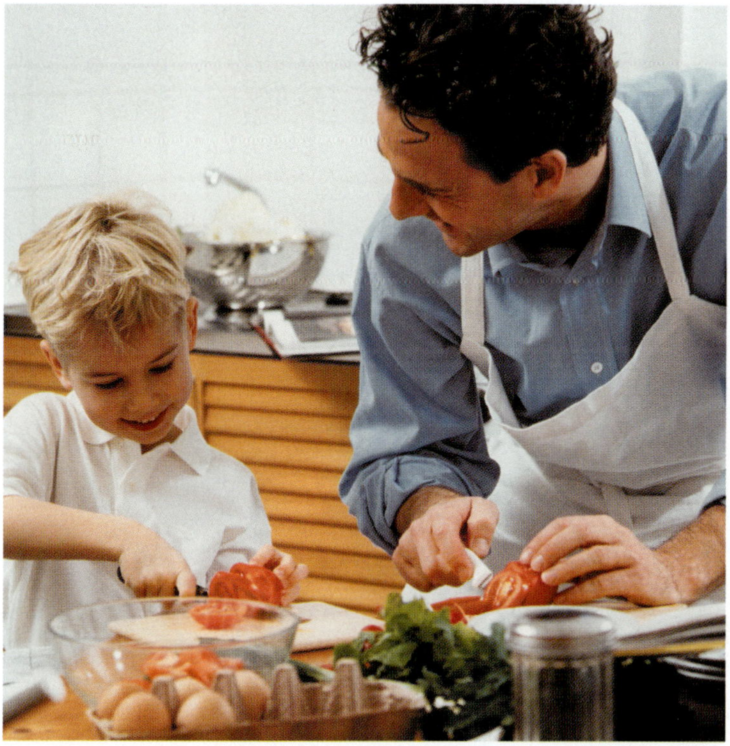

Obst und Rohkost – aber früh

WICHTIG

Obst und Rohkost nicht am Abend essen – am besten nicht nach 15 Uhr: So vermeiden Sie Blähungen und die Bildung giftiger Alkohole im Darm.

Der Dünndarm bringt seine besten Leistungen am Morgen, mittags und in den frühen Nachmittagsstunden. Wenn Sie nun am Abend noch Obst oder Rohkost essen, gibt er viel davon unverarbeitet an den Dickdarm weiter. Die Darmbakterien bewältigen dann dieses Überangebot an Faserstoffen nur durch Vergären – das kann nicht nur zu unangenehmen Blähungen führen, sondern es entstehen auch giftige Fuselalkohole.

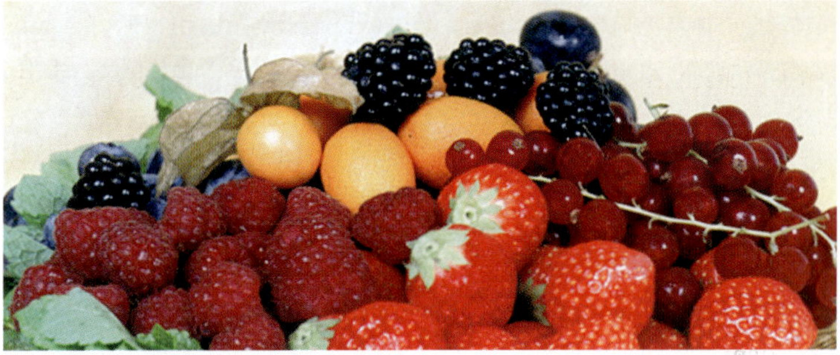

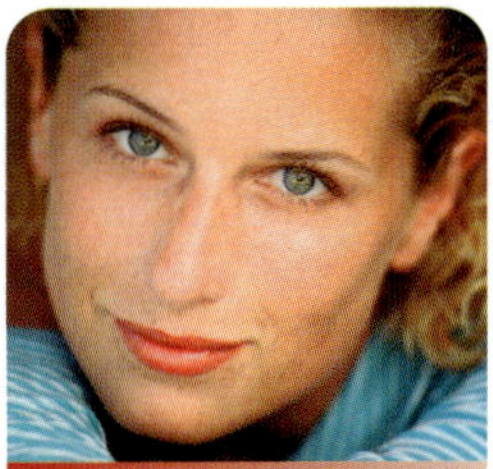

DAS HILFT:

Morgenmuffel und „Spätesser“? Dann versuchen Sie doch einmal, Ihre letzte Mahlzeit möglichst vor 19 Uhr einzunehmen ...

Nicht zu spät essen

Versuchen Sie, wann immer das möglich ist, die Abendmahlzeit vor 19 Uhr einzunehmen, denn dann kann Ihr Verdauungssystem das Abendessen auch noch richtig verarbeiten. Ansonsten liegt ihnen die späte Mahlzeit sprichwörtlich im Magen und überfordert den müden Darm – über Nacht bilden sich Fäulnis- und Gärungsgifte. Müdigkeit und Unlust am nächsten Morgen sind typische Anzeichen dafür.

Wenn sie also ein Morgenmuffel sind, könnte das auch daran liegen, dass Sie zu spät essen. Dazu kommt, dass spätes Essen auch der Figur nicht gut tut. Denn abends und nachts ist der Körper auf Ruhe, Regeneration und Entsäuerung eingestellt. Alles, was jetzt gegessen wird, wird also nicht mehr in Energie für Aktivitäten umgesetzt, sondern in Energiereserven, also Fettdepots, angelegt.

Darmreinigung und Darmtraining

Für die Wiedererlangung userer Viralität ist ein gesunder, vitaler Darm eine ganz wichtige Voraussetzung. Ohne eine gesunde Darmfunktion kann die Säure-Basen-Balance nicht funktionieren, auch wenn Sie sich an unsere Ernährungsempfehlungen halten. Die Regeneration der Darmflora und der Ausgleich eventueller Störungen sollte mit dem Erreichen der Säure-Basen-Balance Hand in Hand gehen.

> **WICHTIG**
>
> Nur wenn der Darm gesund ist, kann die Säure-Basen-Balance funktionieren!

Am Anfang heißt es, den Darm zu reinigen und zu entschlacken – wie Sie dies am besten machen, weiß Ihr Arzt. Durch das Entschlacken kann sich der Darm erneuern, erholen und seine Selbstreinigungskräfte wiedererlangen. Ein Abstand zum Alltag, dazu geeignete Maßnahmen, die die Entgiftung unterstützen, dann kann der Körper aufatmen.

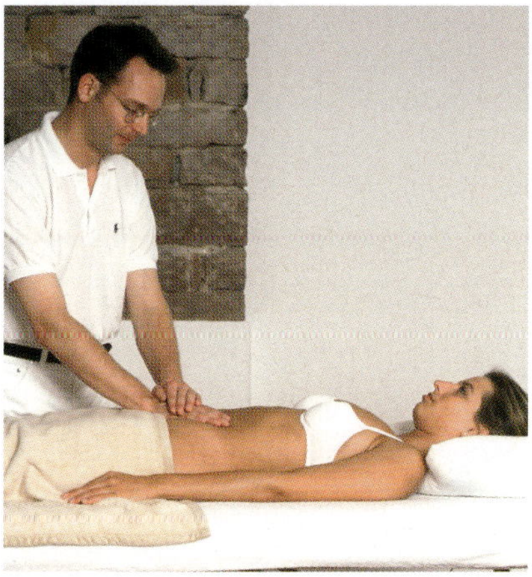

Das Entschlacken reinigt den verdauungsgeschwächten Körper, nicht nur den ermüdeten Darm. Es befreit Ihren Körper von überflüssigen Depots – allerdings sollte die Reinigung schonend erfolgen.

VORSICHT MIT ABFÜHRMITTELN

ACHTUNG !

Viele Menschen greifen zur Darmregulierung zu Abführmitteln. Das ist keine gute Idee – denn sie reizen damit die Darmschleimhaut und schwemmen Kalium aus, einen Mineralstoff, der für die Muskelfunktion bedeutsam ist.

Die Darmmuskulatur wird dadurch zusätzlich geschwächt und man benötigt immer öfter Abführmittel und in immer größeren Mengen.

Auch von Weizenkleie zur Anregung der Darmfunktion wird heute eher abgeraten: Sie kann das Darmmilieu übersäuern.

Leinsamen sind ein gutes Quellmittel, jedoch sollten Sie nur ungeschroteten Leinsamen verwenden. Der geschrotete Leinsamen setzt nämlich Fette frei, die sich negativ auf Ihre Kalorienbilanz auswirken.

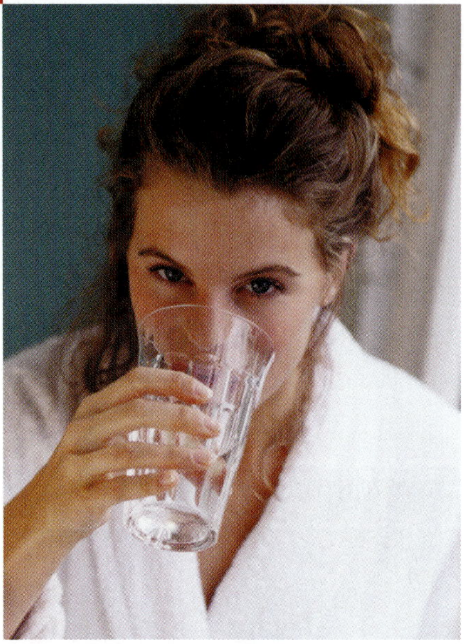

Der Bittersalztrunk

Zur Darmreinigung bietet sich eine Bittersalzlösung durchaus an. Die Salzlösung rinnt wie eine Flüssigkeitssäule durch den Darmschlauch und berieselt die Darmwände. Hartnäckig haftende Reste werden freigespült, der Körper kann entgiften.

Bittersalz regt die Gallenausscheidung an. Dadurch wird der gesamte Körper sehr gut entgiftet, denn mit der Galle werden fettlösliche Abfallprodukte und Schadstoffe ausgeschwemmt. Die abführende Wirkung dieses Trunks ist zwar meist sehr heftig, danach fühlen Sie sich jedoch rundum wohl.

Und so wird's gemacht: Besorgen Sie sich in der Apotheke Bittersalz. Einen gestrichenen Teelöffel geben Sie abends in etwa 50 ml Wasser und lassen es über Nacht auflösen. Morgens weitere 200 ml Wasser hinzugeben – Dosierung genau einhalten! Zur Geschmacksverbesserung können Sie etwas Zitronensaft verwenden. Trinken Sie den Bittersalztrunk in einem Zug! Dieser durchwandert nun den Darm, der sich jetzt teilweise recht heftig entleert. Bleiben Sie also besser zu Hause.

Wichtig

Wenn Sie den Bittersalztrunk zu sich genommen haben, dann sollten Sie das Haus nicht verlassen, bis die Wirkung wieder abgeklungen ist.

Bittersalz hat zwar eine „durchschlagende" Wirkung auf den Darm, aber danach fühlt man sich rundum wohl.

Achtung — Reichlich Basisches

Leiden Sie an Gallenbeschwerden oder Gallensteinen, müssen Sie unbedingt Ihren Arzt zu Rate ziehen, bevor Sie den Bittersalztrunk zur Darmreinigung anwenden.

Sinnvoll ist der Bittersalztrunk nur, wenn zugleich eine umfassende Säure-Basen-Diät erfolgt. Er ist nicht geeignet, um einen Diätfehler „auszugleichen".

Darmtraining

Bei der Säure-Basen-Diät essen Sie bevorzugt Obst und Gemüse und trinken reichlich. Ihre Darmfunktion kommt daher oft von selbst wieder in Ordnung. Wichtig ist aber immer, dass Sie ganz gezielt den Entleerungsreflex trainieren. Er ist morgens am stärksten, weil der Dickdarm in den frühen Morgenstunden am aktivsten ist.

Zeit für die Verdauung

Nach dem Frühstück, das ist die beste Zeit für den Gang zur Toilette. Tun Sie dies regelmäßig jeden Morgen. Planen Sie dafür 10 bis 15 Minuten fest ein. Nur wenn Sie morgens Ruhe haben, kann sich Ihr Darm regulieren. Dann wird es schon nach einigen Tagen Säure-Basen-Diät reichen, auf den Reflex zu achten und ihm entsprechend nachzugeben.

Darmmassage

Regelmäßige Bewegung – Gehen, Joggen, Schwimmen – ist gut für die Verdauung. Nehmen Sie sich bewusst Zeit dafür. Kommen Sie nicht dazu, sich ausreichend zu bewegen, dann verwöhnen Sie Ihren Darm doch mit einer Massage, die auch gegen Verstopfung hilft!

Legen Sie sich entspannt hin und achten darauf, wie sich Ihr Bauch beim Atmen hebt und senkt. Legen Sie dann die flache Hand rechts unterhalb des Rippenbogens. Fahren Sie mit der Hand sanft nach links, dann hinab, nach rechts und zurück zum Ausgangspunkt. Wiederholen Sie diese Massagebewegung mit leichtem Druck, bis Sie im Unterbauch ein warmes, entspanntes Gefühl deutlich spüren.

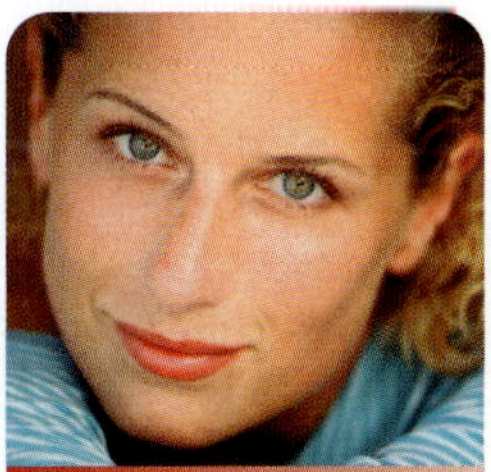

DAS HILFT:

Eine Darmmassage hilft gegen Verstopfung und entspannt.

Die Ernährung nach der Säure-Basen-Balance

Bauen Sie in Ihren Speiseplan in Zukunft ganz einfach mehr basische und weniger saure Lebensmittel ein.

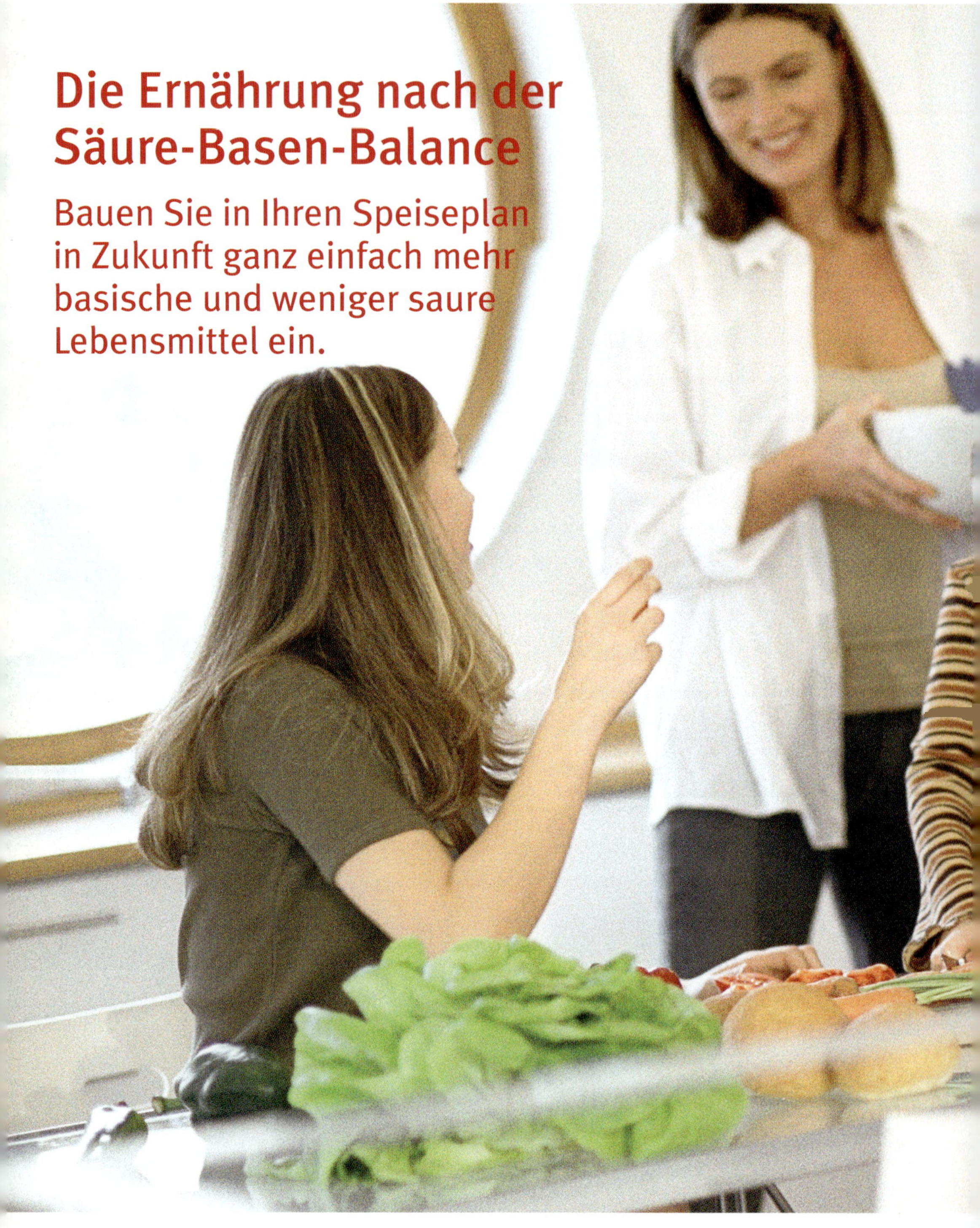

ERNÄHRUNG

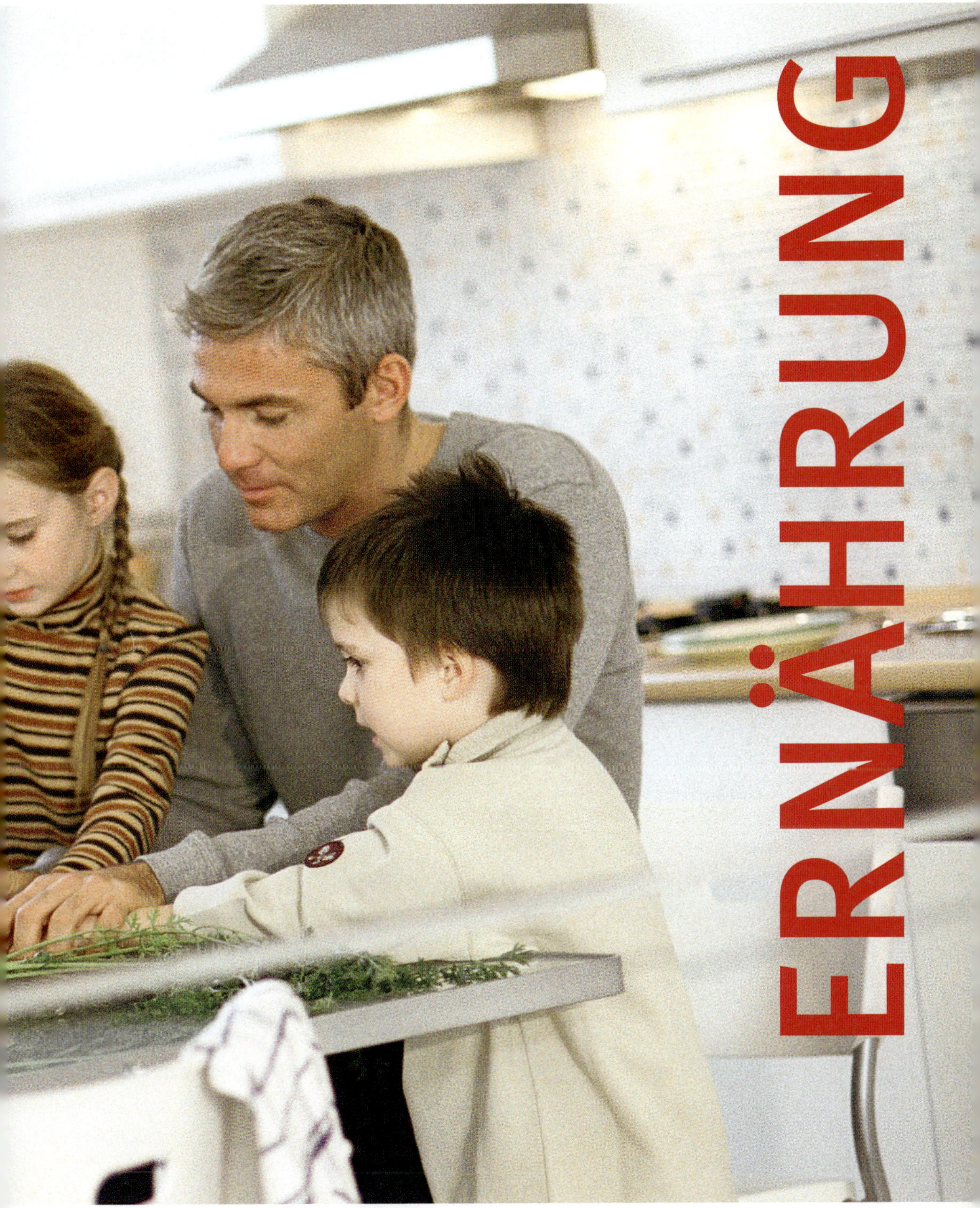

So ernähre ich mich nach der Säure-Basen-Balance

Wichtig

Bei den Lebensmitteln werden im Hinblick auf den Säure-Basen-Haushalt vier Gruppen unterschieden:
- säurehaltige
- Säure bildende
- basische
- neutrale

Keine Sorge – Sie müssen, um nach der Säure-Basen-Therapie essen und genießen zu können, nicht alle Gewohnheiten über Bord werfen und ganz von vorne anfangen. In erster Linie geht es darum, mehr basische Lebensmittel und weniger saure Lebensmittel und Zutaten in Ihren Speiseplan einzubauen, als Sie das möglicherweise bisher gemacht haben. Als Faustregel gilt: Die tägliche Ernährung sollte zu 80 Prozent aus basischer oder Basen bildender Kost bestehen und nur zu 20 Prozent aus saurer oder Säure bildender Nahrung.

Ob ein Lebensmittel nun als sauer oder basisch eingeordnet wird, ist weniger eine Frage des Geschmacks oder seiner ursprünglichen Form, sondern des so genannten Nettoeffekts. Darunter versteht man, was nach Abschluss des Verdauungsprozesses überwiegend vorhanden ist. Die Bewertung der Lebensmittel in der Säure-Basen-Therapie richtet sich also nach dem Verhalten der Nahrungsmittel im Körper, wenn sie verdaut und in den Stoffwechsel eingegangen sind. Wichtig hierbei ist vor allem, wie flüchtig die in ihnen enthaltenen Säuren sind. Eine sauer schmeckende Zitrone etwa enthält sehr leicht verstoffwechselbare Zitronensäure und basische Mineralstoffe. Die Säure kann leicht ausgeschieden werden, sodass im Nettoeffekt die Basen überwiegen.

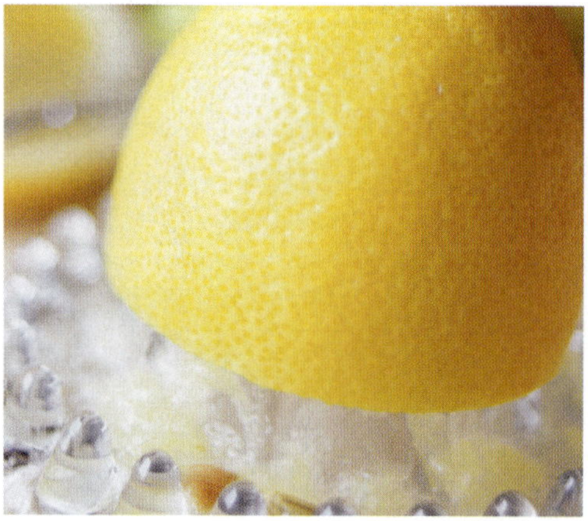

Schwefel- und Phosphorsäuren sind oft starke Säuren, die somit auch schwer auszuscheiden sind. Milch- und Essigsäuren sind mittelstarke Säuren. Kommen sie in den Stoffwechsel, dann bleiben trotz ihrer anfänglich sauren Wirkung nach diesem Prozess noch Basen im Körper zurück.

Basenlieferanten

Basisch sind solche Lebensmittel, bei denen der Anteil basischer Mineralstoffe den Anteil saurer Mineralstoffe nachhaltig überwiegt. Als basisch gelten unter anderem die Mineralstoffe Magnesium, Kalzium und Kalium. Und davon nehmen wir oft nicht genug zu uns – zumindest von Magnesium und Kalium weiß man heute aus Untersuchungen, dass große Bevölkerungsgruppen unterversorgt sind. Abgesehen von der Basenwertigkeit dieser drei Mineralstoffe sind sie auch für die reibungslose Zellfunktion sehr wichtig. Natrium als basisches Mineral sollte man hingegen nur zurückhaltend zuführen, es schwemmt auf und kann den Blutdruck steigern.

Die Faustregel:

Info

Basisch

Basisch sind mit wenigen Ausnahmen alle Gemüse, Salate, Pilze, Obst, Kartoffeln und auch Hülsenfrüchte, Erbsen, Soja und Sojaprodukte. Die Ausnahmen: Rosenkohl oder Dosengemüse. Kuhmilch und Sahne sind ebenfalls basisch.

Sauer

Sauer sind Fleisch, Fisch, Käse, Getreide, raffinierte Fette und Nüsse. Hastig Hinuntergeschlucktes ist sauer, selbst wenn es rechnerisch basisch wirkt, weil sich daraus Gärungssäuren bilden.

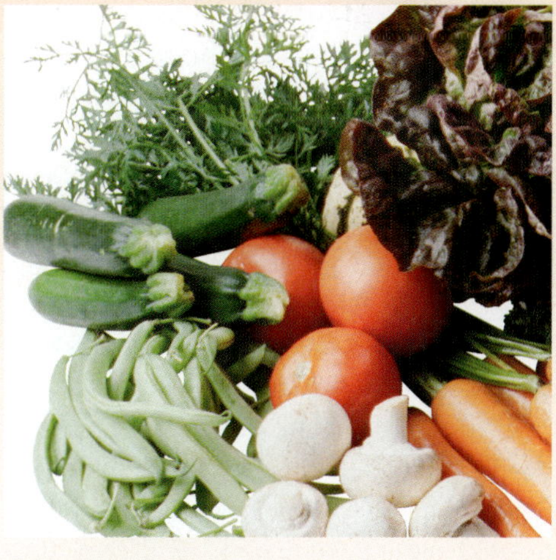

Die Sauermacher

Die sauren Mineralstoffe Phosphor, Chlor und Schwefel sind vor allem in Eiweiß enthalten. Obwohl eine eiweißreiche Lösung im Reagenzglas eher basisch reagiert, ist der Nettoeffekt nach Abschluss der Verdauung beim Menschen sauer. Eiweißreiche sind daher auch Säure bildende Nahrungsmittel. Daneben gibt es auch Säure spendende Nahrungsmittel, die schwer abtransportierbare organische Substanzen enthalten. Eine solche Säure ist zum Beispiel die Oxalsäure in Tomaten, Rhabarber und Kakao. Trotz dieser Säuren kann aber ein solches Nahrungsmittel bei Reichtum an basischen Mineralstoffen im Endeffekt noch als basisch gelten. Ist aber bereits eine sehr starke Übersäuerung eingetreten, können diese fixen Säuren dann dennoch zu Beschwerden beitragen.

Achtung **Nahrungsbausteine unter der Lupe**

Eiweiße, Mineralstoffe und Kohlenhydrate sind wichtige Nahrungsbausteine, sowohl was ihre Quantität, als auch was ihre Bedeutung für den Säure-Basen-Haushalt betrifft. Eiweiße verhalten sich zwar in Lösung wie Basen, nach ihrer Verdauung bleiben allerdings Säuren zurück, die schwer abbaubar sind. Eiweiße gelten daher als Säure bildend.

Mineralstoffe sind sowohl sauer als auch basisch.

Kohlenhydrate sind aus Zucker aufgebaut, die der Körper zur Gewinnung von Energie für den Stoffwechsel, die Wärmeerzeugung sowie für alle Muskelaktivitäten braucht.

Für die Verbrennung des Zuckers benötigt der Körper – wie bei einem richtigen Feuer – Sauerstoff. Steht ihm dieser allerdings nicht ausreichend zur Verfügung, wird zwar dennoch Energie an den Körper abgegeben, die Verbrennung selbst wird jedoch nicht abgeschlossen. Zurück bleiben Säuren, etwa die Milchsäure, die in den Muskeln abgelagert, den allen wohlbekannten Muskelkater verursacht.

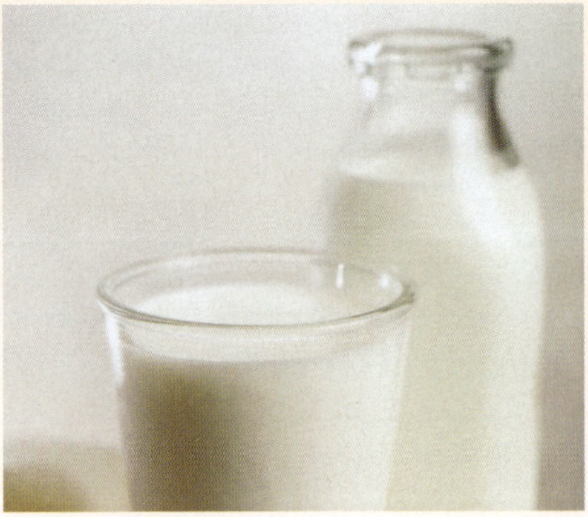

Was ist anders – Tipps zu den Zutaten

Säuren produziert unser Körper selbst – Basen hingegen müssen wir ihm zuführen. Deshalb schon bei der Nahrungsauswahl ganz auf saure Lebensmittel zu verzichten, ist jedoch vor allem unter dem Gesichtspunkt einer ausgewogenen, abwechslungsreichen Ernährung nicht vertretbar. Umso wichtiger ist es allerdings, die Auswahl der Lebensmittel sorgfältig und bewusst zu treffen.

Als Faustregel gilt: Je mehr Eiweiß ein Lebensmittel enthält, desto mehr Säure bildet es. Daher wirken Fleisch, Fisch, Käse, Getreide und die meisten Nussarten sauer.

Was dürfen Sie essen und trinken?

In einer gesunden Ernährung nach der Säure-Basen-Balance gibt es grundsätzlich keine „verbotenen" Lebensmittel. Es kommt vielmehr auf das Verhältnis von sauren und basischen Inhaltsstoffen an.

Grundsätzlich wichtig ist die Wirkung der Nahrungsmittel nach ihrer Verstoffwechselung. Einschränkend gilt allerdings, dass säurehaltige Lebensmittel, die eine basische Wirkung haben, wie etwa Zitronen, dennoch sehr sorgfältig ausgewählt werden müssen. Die Säuren reizen die Darmschleimhaut, die dadurch durchlässiger wird. So gelangen Nahrungsbestandteile ins Blut, die üblicherweise nicht dorthin gelangen. Verzichten Sie vor allem zu Beginn Ihrer Ernährungsumstellung, wenn Ihr Stoffwechsel noch nicht regeneriert ist, auch auf säurehaltige Lebensmittel.

Auf das Wie kommt es an

Achtung!

Auch wenn wir uns vor Übersäuerung schützen sollten, dürfen wir auf saure Lebensmittel nicht vollständig verzichten.

Diese Lebensmittel sind wegen ihres Eiweißgehaltes lebensnotwendig. Ein Anteil von etwa 20 Prozent an so genannten Säurebildnern ist daher wünschenswert. Genaue Zahlen lassen sich aber nicht angeben, weil auch ein an sich Basen bildendes Lebensmittel, falsch konserviert oder zu schnell gegessen, im Körper Säuren bilden kann. Beim Essen kommt es also auf das „Wie" an, nicht nur auf das „Was".

Trinken Sie sich gesund

Säureüberschüsse werden aus dem Körper unter anderem durch die Niere ausgeleitet. Hierfür braucht sie jedoch sehr viel Flüssigkeit. Auch unser Stoffwechsel benötigt ausreichend Flüssigkeit, um störungsfrei zu funktionieren.

Was trinken Sie tagsüber?

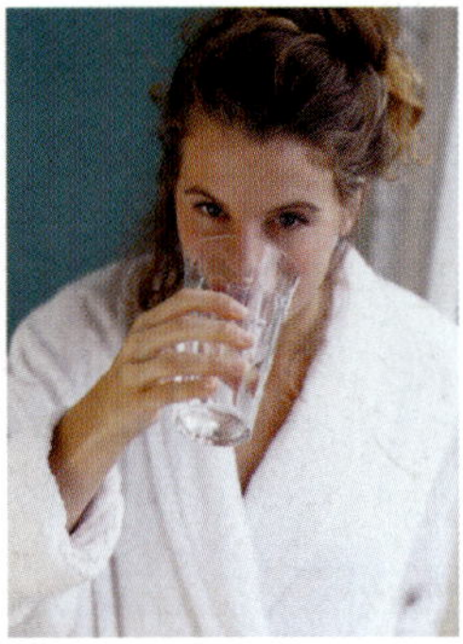

Nicht alle Getränke eignen sich allerdings für diese wichtige Flüssigkeitszufuhr. Genussmittel zählen nicht. Kaffee, schwarzer Tee und Bier regen zwar die Nierentätigkeit an, doch mit jeder Tasse Kaffee, die Sie trinken, geht zusätzlich etwa eine Tasse Flüssigkeit verloren. Und Bier hemmt die Funktion eines körpereigenen Hormons, das normalerweise verhindert, dass zu viel Körperflüssigkeit über die Niere ausgeschieden wird und dadurch ein Flüssigkeitsmangel entsteht. Wer viel Limonade oder Cola trinkt, nimmt unnötig viele Kalorien zu sich: Ein Liter Limonade enthält 105 Gramm Zucker. Ein Liter Vollmilch wiederum bringt es auf 38 Gramm Fett – so viele Kalorien, wie Sie in dreieinhalb Stunden spazieren gehen verbrennen.

ACHTUNG **NICHT VERLÄSSLICH: DER DURST**

Das Durstgefühl ist beim Menschen zu einer Art SOS-Signal „verkommen", denn es setzt erst dann ein, wenn sich das Salz-Eiweiß-Wasser-Verhältnis im Blut schon ungünstig verändert hat. Entsprechende Signale, die der Körper dennoch abgibt, deuten wir jedoch zunächst eher als Hunger und nicht als Durst.

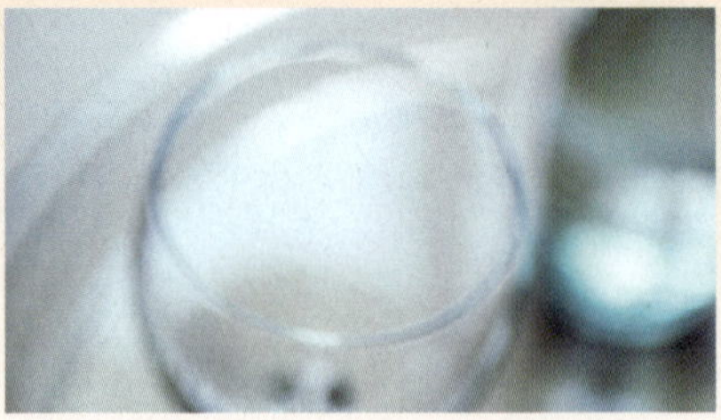

Geeignete Getränke

Trinken Sie zur Unterstützung Ihrer basenorientierten Ernährung möglichst rund drei Liter täglich. Dies fördert Ihren Stoffwechsel sowie die Säureausscheidung über die Niere. Geeignete Getränke sind Mineral- oder Heilwasser; gutes Leitungswasser oder basische Kräutertees wie etwa Fenchel- oder Salbeitee, möglichst ungezuckert.

Tipps für Kaffeetrinker — TIPP

Kaffee erhöht die Säure-Basen-Balance stark auf Seiten der Säure. Wenn Sie üblicherweise (viel) Kaffee oder schwarzen Tee trinken, werden Ihnen die gewohnten Getränke möglicherweise fehlen, wenn Sie weitgehend auf diesen Säurelieferanten verzichten.

Hier einige Tipps, wie Sie auch ohne den sauren Muntermacher gut zurechtkommen:

- Bei Kopfschmerzen oder Müdigkeit helfen einige Tropfen Pfefferminzöl, die in die Schläfen massiert werden.
- Gegen Müdigkeit hilft nicht Kaffee, sondern mehr Schlaf. Versuchen Sie also ausreichend lange zu schlafen.
- Die leichten Mahlzeiten während dieser Diät machen Sie weniger müde als schwere Kost. Deshalb ist auch Kaffee als Muntermacher nach dem Essen nicht wichtig.
- Gegen Müdigkeitsattacken helfen, je nachdem wo Sie gerade sind: kalte Armgüsse, Wechselduschen oder Trockenbürsten.
- Als Alternative zum üblichen Bürokaffee sollten Sie sich Kräutertees mit zur Arbeit nehmen.

Köstlich zubereiten mit Kräutern

Frische Kräuter sollten regelmäßig zu Ihren Zutaten gehören. Denn sie machen nicht nur Speisen raffinierter, viele Kräuter haben auch eine heilende und gesundheitsfördernde Wirkung. Sie haben noch einen Vorteil: Sie sind allesamt basisch. Und gut gewürzte Gerichte kurbeln den Stoffwechsel an und helfen so, Müdigkeit zu bekämpfen. Wenn irgend möglich, sollten Sie frische Kräuter getrockneten Produkten vorziehen. Und das ist meist kein Problem, denn viele Sorten lassen sich auch im Blumentopf ziehen.

INFO Was Gewürze können

Gewürz	Wirkung	passt gut zu
Anis	verdauungsfördernd, appetitanregend	Fischgerichten, Möhren, Rotkohl, Gurken, Tomaten
Basilikum	appetitanregend, entwässernd, beruhigend	Tomatengerichten, Suppen, Fisch, Omelettes, Salaten
Dill	appetitanregend, verdauungsfördernd	Gurkensalat, Tomatensalat, Fisch
Estragon	verdauungsfördernd, wassertreibend	Blattsalaten, Kartoffeln, Champignons, Thunfisch, Lamm, Huhn
Fenchel	verdauungsfördernd, blähungslindernd, beruhigend	Fisch, Kohl, Kartoffeln, Lauch
Ingwer	verdauungsfördernd, blähungshemmend, wirkt gegen Übelkeit	Fisch, Geflügel, Gemüsesuppen
Kardamom	appetitanregend, verdauungsfördernd, krampflindernd	Kompott, Fruchtsalat, Gemüsesuppen, Geflügel
Koriander	verdauungsfördernd, appetitanregend, lindert Blähungen, leicht bakterienhemmend	Kompotten, Gemüseeintöpfen, Geflügel
Kümmel	appetitanregend, verdauungsfördernd, stark blähungstreibend	Kartoffeln, Kohl, Sauerkraut, Fisch
Kurkuma	blutfettsenkend, verdauungsfördernd, gallenfördernd, entzündungshemmend	Fisch, Geflügel, Soßen, Reis
Liebstöckel	entwässernd, blutreinigend, verdauungsfördernd, blähungslindernd	Tomaten, Fisch, Geflügel, Gemüsesuppen

Was Gewürze können

Info

Gewürz	Wirkung	passt gut zu
Lorbeer	appetitanregend, verdauungsfördernd, bakterienhemmend	Gemüsesuppen und -eintöpfen
Majoran	gegen Blähungen, entzündungshemmend	Eintöpfen, Hülsenfrüchten, Salaten, Gemüsesuppen
Muskat	appetitanregend, blähungslindernd, verdauungsfördernd	Spinat, Blumenkohl, Karotten, Kürbis, Brokkoli, Kartoffelpüree
Oregano	appetitanregend, entwässernd, beruhigend, bakterien- und virenhemmend	Tomatensaucen, Auberginen, Zucchini, Fisch, Salaten
Paprika	durchblutungsfördernd, kreislaufanregend, entzündungshemmend	Fleisch- und Gemüseeintöpfen, Geflügel
Petersilie	entwässernd, leicht abführend, blähungslindernd	Salaten, Gemüsesuppen, Kartoffeln
Rosmarin	verdauungsfördernd, unterstützt die Darm- und Gallentätigkeit, bakterienhemmend, antioxidativ, stoffwechselanregend	Geflügel, Kartoffeln, Gemüsesuppen, Tomaten, Pilzen
Salbei	verdauungsfördernd, krampflösend, beruhigend	Huhn, Kalb, Gemüsesuppen und -eintöpfen, Kohlsprossen, Tomaten
Thymian	verdauungsfördernd, blähungslindernd, entwässernd, bakterienhemmend	Geflügel, Gemüsesuppen, Fisch, Karotten, Linsen, Pilzen

ERNÄHRUNG

Sauer oder basisch? Lebensmittel im Überblick

Die folgende Tabelle gibt Ihnen einen raschen Überblick über saure beziehungsweise basische Lebensmittel – nämlich unter dem Gesichtspunkt ihrer Wirkung im Körper. Sie erleichtert Ihnen den Einkauf Ihrer Lebensmittel und die Zusammensetzung Ihres Speiseplans.

Info **Sauer oder basisch**

Lebensmittel	stark basisch	Mittel basisch	schwach basisch	neutral	schwach sauer	Mittel sauer	stark sauer
Gemüse	Gurke Kichererbsen Löwenzahn Mangold Oliven Schwarzer Rettich Schwarzwurzel Spinat	Brechbohnen Chicorée Karotten Kartoffeln Knoblauch Kohlrabi Kopfsalat Kürbis Lauch Pastinaken Radieschen Rote Bete rote Rüben Sauerampfer Sellerie Sojabohne Tomaten Topinambur	Artischocken Blumenkohl Brokkoli Endivien Erbsen Fenchel Feldsalat Grünkohl grüne Bohnen Knoblauch Kohl Kohlrübe Meerrettich Paprika Pfifferlinge Rettich Rhabarber Rotkohl Sauerkraut		Mais	Rosenkohl	

SAUER ODER BASISCH — INFO

Lebensmittel	stark basisch	Mittel basisch	schwach basisch	neutral	schwach sauer	Mittel sauer	stark sauer
Gemüse Forts.		weiße Bohnen weißer Rettich Weißkraut Zucchini Zwiebel	Schnittbohnen Spargel Steinpilze				
Kräuter	Dill Gewürzkräuter Löwenzahn	Keimlinge Schnittlauch	Brunnenkresse Meerrettich				
Getreide und Hülsenfrüchte		Sojamehl Sojagranulat	Hefe Kartoffelstärke Weizenkeime Linsen	Grünkern Hirse Kartoffelmehl	Cornflakes Gerste Hafer Mais Reisstärke getr. Erbsen Naturreis Roggen	Buchweizengrütze Haferflocken Weizen Weizengrieß	geschälter Reis Roggenmehl Graupen
Brot und Teigwaren			Pumpernickel Ananas	Vollkornknäcke Sojanudeln	Grahambrot Knäckebrot Roggenbrot Vollkornzwieback -nudeln	Kuchen Zwieback Schrotbrot Vollkornbrot Weißbrot Weizenbrot	
Obst	getrocknete Feigen	Aprikose Dattel	Äpfel Bananen		Preiselbeeren		

ERNÄHRUNG

INFO SAUER ODER BASISCH

Lebensmittel	stark basisch	Mittel basisch	schwach basisch	neutral	schwach sauer	Mittel sauer	stark sauer
Obst Forts.	getrocknete Pflaumen Hagebutten	Mandarinen Melone Rosinen Sultaninen	Birnen Brombeeren Erdbeeren Heidelbeeren Himbeeren Johannisbeeren Kirschen Kiwi Korinthen Mirabellen Orangen Pfirsiche Pflaumen Weintrauben Zitronen Zwetschgen		Rhabarber Stachelbeeren		
Nüsse		Kastanien Kokosnuss	Cashew Pistazien Sonnenblumenkerne	Sesam	Haselnüsse Mandeln	Walnüsse	Erdnüsse, Paranüsse Bucheckern
Milch und Milchprodukte		Molke Kuhmilch Schafmilch Ziegenmilch Vorzugsmilch	Sahne Kefir Sauermilch	Dickmilch	Buttermilch saure Sahne Joghurt Camembert Emmentaler	Edamer Schmelzkäse Crème fraîche	Handkäse

SAUER ODER BASISCH — INFO

Lebensmittel	stark basisch	Mittel basisch	schwach basisch	neutral	schwach sauer	Mittel sauer	stark sauer
Milch und Milchprodukte Forts.					Limburger Mozzarella Parmesan Quark Rahmkäse Schafkäse Ziegenkäse		
Fisch und Meeresfrüchte			Austern		Aal Dorsch Flunder Hecht Heilbutt Hummer Kabeljau Krebs Lachs Languste Rotbarsch Rotzunge Seelachs Schleie	Forelle Hering Kaviar Zander	
Eier		Eidotter			Eiklar		
Fleisch					Schaf	Gans Hirsch Huhn Reh Truthahn	Ente Hase Hirsch Kalb, Rind Schwein
Fette		Kaltgepresstes Olivenöl	naturbelassene Fette und Öle	Butter	Margarine	gehärtete und raffinierte Fette	

Saisongemüse

Das ganze Jahr über ist auch bei uns frisches Gemüse der Saison erhältlich. Hier das Angebot im Überblick:

Tipp **Gemüse der Saison**

Monat	Gemüse
Januar	Feldsalat, Topinambur
Februar	Feldsalat, Topinambur
März	Feldsalat, Topinambur
April	Feldsalat, Spargel, Kohlrabi, Spinat
Mai	Kohlrabi, Kopfsalat, Mangold, Radieschen, Rucola, Spargel, Spinat
Juni	Blumenkohl, Bohnen, Endiviensalat, Eisbergsalat, Erbsen, Gurken, Kohlrabi, Kopfsalat, Mangold, Möhren, Paprika, Radieschen, Rettich, Rucola, Spargel, Spinat, Weißkohl, Zucchini
Juli	Blumenkohl, Bohnen, Brokkoli, Eisbergsalat, Endiviensalat, Erbsen, Gurken, Kohlrabi, Kopfsalat, Lauch, Mangold, Möhren, Paprika, Radieschen, Rettich, Rucola, Rotkohl, Tomaten, Weißkohl, Zucchini, Zwiebel
August	Blumenkohl, Bohnen, Brokkoli, Eisbergsalat, Endiviensalat, Erbsen, Fenchel, Gurken, Kohlrabi, Kopfsalat, Lauch, Mangold, Möhren, Paprika, Radieschen, Rettich, Rucola, Rotkohl, Tomaten, Weißkohl, Zucchini, Zwiebel
September	Blumenkohl, Bohnen, Brokkoli, Eisbergsalat, Endiviensalat, Erbsen, Feldsalat, Fenchel, Gurken, Kohlrabi, Kopfsalat, Kürbis, Lauch, Mangold, Möhren, Radieschen, Rettich, Rucola, Rote Bete, Rotkohl, Spargel, Spinat, Tomaten, Weißkohl
Oktober	Blumenkohl, Bohnen, Brokkoli, Chinakohl, Eisbergsalat, Endiviensalat, Feldsalat, Fenchel, Gurken, Grünkohl, Kohlrabi, Kopfsalat, Kürbis, Lauch, Möhren, Radieschen, Rucola, Rosenkohl, Rote Bete, Rotkohl, Schwarzwurzeln, Sellerie, Spinat, Steckrüben, Tomaten, Topinambur, Weißkohl
November	Bohnen, Chinakohl, Endiviensalat, Feldsalat, Fenchel, Grünkohl, Kopfsalat, Kürbis, Lauch, Möhren, Rosenkohl, Rote Bete, Schwarzwurzeln, Sellerie, Steckrüben, Topinambur, Weißkohl
Dezember	Feldsalat, Rosenkohl, Schwarzwurzeln, Topinambur

Fit mit Vollwert-Kost

Grundsätzlich gilt: Je weniger Lebensmittel bearbeitet sind, desto wahrscheinlicher ist es, dass darin noch alle wertvollen Inhaltsstoffe enthalten sind. Vollkornmehl zum Beispiel liefert mehr Vitamine, Ballaststoffe und Mineralien als das weiße Auszugsmehl.

Wichtige Inhaltsstoffe von Getreide, Reis, Kartoffeln oder Früchten befinden sich oft in der äußeren Hülle oder unmittelbar darunter. Das heißt, durch Schälen, Polieren, Raffinieren oder Kochen in Salzwasser gehen wertvolle Vitalstoffe verloren.

So natürlich wie möglich bedeutet aber auch, dass die Lebensmittel frei von Schadstoffen sein sollten. Denn um weitere Übersäuerung zu vermeiden, sollten im Stoffwechsel möglichst wenig Abfallprodukte entstehen, damit sich keine neuen Schlacken ablagern. Neben der Frische sollten Sie also auch auf die Herkunft von Obst, Gemüse, Fleisch und Milchprodukten achten. Obst und Gemüse aus integriertem oder biologischem Anbau ist wertvoller als Produkte aus überdüngten, an Spurenelementen und Mineralien verarmten Böden, die häufig auch noch mit Pestiziden belastet sind. Das Fleisch von Tieren, die sich viel bewegen, ist dem von Tieren vorzuziehen, die bewegungsarm gehalten werden, weil es wesentlich weniger Fett, Schadstoffe und Rückstände enthält. Beispielsweise ist Forelle besser als Karpfen, Flugente besser als Mastgans, ein artgerecht gehaltenes Schwein oder Wildschwein besser als ein Schwein aus Massentierhaltung.

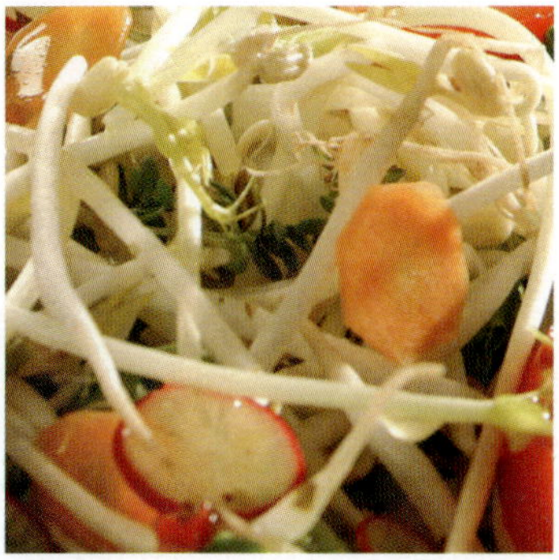

Keime und Sprossen: leckere Vitaminlieferanten

Vor allem im Winter, wenn es mit dem Angebot an frischem Saisongemüse nicht ganz so üppig aussieht, können Keime und Sprossen köstliche zusätzliche Vitaminlieferanten sein. Der Vitamingehalt wird durch das Keimen deutlich erhöht. Im Prinzip kann man sehr viele Nahrungsmittel zum Keimen verwenden – nicht allerdings Nachtschattengewächse wie Tomaten und Kartoffeln. Auch Saatgut, das für die Aussaat im Garten gedacht ist, sollten Sie nicht keimen, denn diese Samen sind üblicherweise gegen Schädlingsbefall vorbehandelt.

Viel besser sind speziell für das Ziehen von Sprossen angebotene Samen aus dem Reformhaus. Darüber hinaus kann man aber auch alle Getreidearten, Hülsenfrüchte und Sonnenblumenkerne verwenden. Die Samen sollten nur nicht gebrochen oder beschädigt sein.

TIPP — **SPROSSEN UND KEIMLINGE**

Keimlinge	**passen zu …**
rohe Keimlinge	Salaten, Quarkspeisen
gedünstete Keimlinge	Suppen, Eintöpfen, Gemüsegerichten
gebackene Keimlinge	Aufläufen

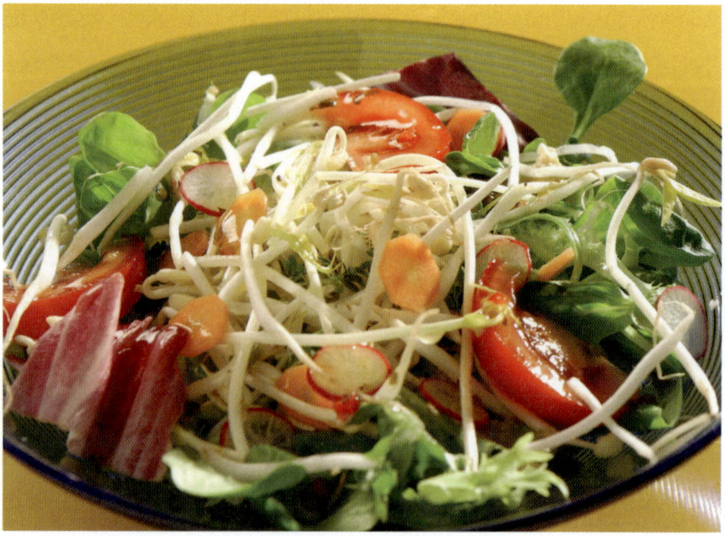

Gesunde Ernährung – dauerhaft

Eine auf Dauer Erfolg versprechende, gesunde Ernährungsform, die Ihnen bei der Regulierung Ihrer Verdauungsprobleme helfen soll, muss einige wichtige Kriterien erfüllen:

- Sie muss gesundheitlich unbedenklich sein.
- Sie muss Ihnen den Weg zu dauerhaft gesunder Ernährung ebnen.
- Sie muss schmecken und satt machen.
- Sie muss im Alltag einfach umsetzbar sein.
- Sie müssen sich mit dieser Ernährungsweise wohl fühlen.

Eine solche Ernährungsform hilft Ihnen, nicht nur Ihre Essgewohnheiten, sondern auch die eine oder andere Ihrer Lebensgewohnheiten umzustellen, denn sie beruht untrennbar auch darauf, dass Sie sich mehr Bewegung und Entspannung verschaffen.

So wirken Sie also nicht nur dauerhaft Magen- und Darmproblemen entgegen, eine solche Ernährungsform verhilft Ihnen auch zu mehr Wohlbefinden und Vitalität. Dieser Wohlfühl-Effekt ist einer der besonderen Vorteile der Säure-Basen-Balance.

Denn sie erfüllt alle genannten Kriterien einer idealen Ernährungsweise. Sie müssen außerdem nur wenige Grundregeln beachten, die Sie schnell erlernen, und die Sie auch in Ihrem normalen Alltag jederzeit umsetzen können.

Bei der Säure-Basen-Diät werden die Gerichte sehr ausgewogen zusammengestellt. Sie enthalten alle notwendigen und wichtigen Nährstoffe und laden Sie dazu ein, das Essen wirklich zu genießen.

Keine Extra-Würste

Einer der großen Vorteile der Säure-Basen-Balance: Sie müssen nicht mühsam für sich und Ihre Lieben unterschiedliche Gerichte zubereiten. Denn Sie werden sehen – was Sie nach unseren Empfehlungen an leckeren Speisen kochen, wird Ihrer Familie und Ihren Freunden genauso schmecken. Die Rezepte und Koch-Tipps eignen sich für weniger kochfreudige Singles genauso wie für Männer oder Frauen, die eine ganze Familie zu bekochen haben. Und jeder Geschmack kommt durch die Vielfalt der Möglichkeiten auf seine Kosten.

Diese Tauschgeschäfte sind gesund

Sie werden möglicherweise nicht immer alle Zutaten verfügbar haben, die in unseren Rezepten vorgeschlagen werden. Keine Sorge –

TIPP

Wenn Sie einmal nicht genau nach den Rezepten der Säure-Basen-Balance kochen können oder vielleicht eingeladen sind, empfehlen wir Ihnen auf jeden Fall folgende „Tauschgeschäfte" ins Auge zu fassen. Ihre Gesundheit wird es Ihnen ganz sicher danken.

auf die vorgeschlagenen Speisen müssen Sie dennoch nicht verzichten. Denn natürlich können Sie zum Beispiel das eine Gemüse durch ein anderes, den vorgeschlagenen Rosenkohl durch Schwarzwurzel oder ein anderes Gemüse ersetzen. Sie sollten dabei nur immer darauf achten, in der basischen Logik zu bleiben: Das heißt, sie sollten jedenfalls nicht ein basisches Lebensmittel oder eine basische Zutat durch eine ersetzen, die auf Ihren Körper sauer wirkt. Zur Orientierung helfen Ihnen hier die Tabellen auf Seite 84.

TIPP **GESUNDE ALTERNATIVEN**

Statt zu ...	greifen Sie lieber zu ...
Mischbrot	Vollkorn- oder Knäckebrot
Cornflakes	Haferflocken
Fertigmüsli mit Schokolade	Müsli mit frischem Obst
Weißem Reis	Vollkornreis
Mayonnaise	Magerjoghurt-Salatcreme
Sahneeis	Sorbets
Bonbons und Schokolade	ungezuckerten Trockenfrüchten
Kartoffelchips	Salzstangen
Hartkäse, Weichkäse	Frischkäse, Quark
Raffiniertem Zucker	Honig, Vollrohrzucker

So passen Sie Ihre eigenen Rezepte an

Nicht alle Rezepte aus Ihrer eigenen Sammlung werden sich für eine dauerhaft gesunde Ernährung nach den Prinzipien der Säure-Basen-Balance eignen. Das bedeutet aber nicht, dass Sie auf Ihre Kochbuch-Sammlung gleich ganz verzichten müssen. Hier helfen ganz einfache Tricks, um herkömmliche Rezepte zu Rezepten zu machen, die zur Säure-Basen-Therapie passen. Oft genügt es, einige Zutaten auszutauschen oder basenorientierte Zutaten hinzuzufügen.

Salate beispielsweise sind grundsätzlich basisch. Und am besten bereiten Sie sie nach den Spielregeln der Säure-Basen-Balance mit kaltgepressten Pflanzenölen zu. Auch andere Vorspeisen können Sie leicht zu Basenlieferanten machen: Zum Beispiel, indem Sie gegrillte oder gekochte Gemüse lecker mit Olivenöl und Kräutern anrichten.

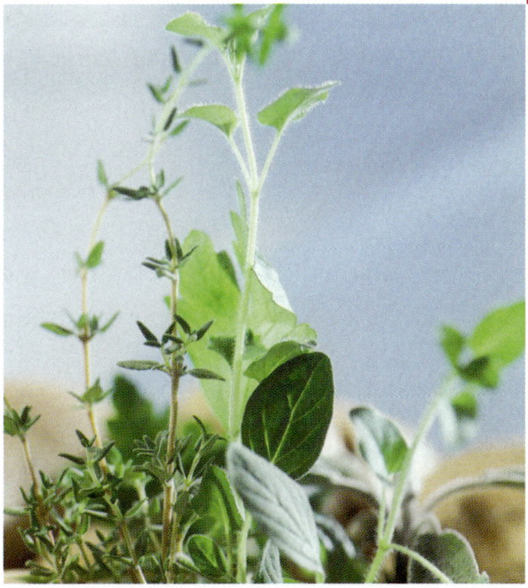

Bei Fleisch- und Fischgerichten aus Ihrem Rezeptfundus sollten Sie zunächst einmal darauf achten, fettarme Sorten zu bevorzugen und eine fettarme Zubereitungsart zu wählen. Pochieren, dämpfen, in der Folie in den Grill le-

Fettarme Garmethoden — Tipp

Dünsten: Gemüse oder Fisch werden mit nur ganz wenig Flüssigkeit gegart. Man benötigt dazu überhaupt kein Fett.

Dämpfen: Beim Dämpfen werden die Lebensmittel nur durch Dampf gegart. Diese Garmethode ist auch sehr vitaminschonend, da die wasserlöslichen Vitamine fast alle erhalten bleiben.

Grillen (ohne Fett): für z.B. Hähnchenschlegel ist diese Methode sehr geeignet. Wenn man die Schlegel dann auch noch mehrmals mit der Gabel einsticht, kann das Fett unter der Haut ausbraten.

Kochen (in viel Flüssigkeit garen): Diese Methode ist eigentlich nur geeignet, wenn Sie eine Fleischbrühe oder Gemüsebrühe selbst herstellen wollen. Ansonsten gibt es einen zu hohen Vitamin- und Geschmacksverlust, da die Kochflüssigkeit nach der Zubereitung meist nicht mitverwendet wird. Wenn Sie Brühe oder Soßen selbst kochen, machen Sie dies am besten einen Tag vorher, so können Sie das festgewordene Fett ganz leicht abschöpfen.

Braten (ohne Fett): Den Schweinebraten kann man z.B. (statt wie sonst in Fett angebraten) völlig fettfrei im Bratenschlauch, im Römertopf oder auf dem Grill zubereiten. In beschichtetem Geschirr reicht es aus, wenn Sie die Pfanne vorher nur leicht mit Fett auspinseln. Wenn Sie dann auch noch beim Braten viel Gemüse mit dazugeben, können Sie zusammen mit dem ausgetretenen Bratensaft eine gute fettarme Soße gewinnen.

Garen in der Mikrowelle oder in Aluminiumfolie im Backofen, ganz ohne Fett.

gen, abbraten in Spezialpfannen, die kaum Fett benötigen oder das Garen im Römertopf – all das sind Zubereitungsarten, die Fett sparen und trotzdem lecker sind. Wahrscheinlich müssen Sie bei herkömmlichen Rezepten, wollen Sie sie der Säure-Basen-Balance anpassen, auch die Mengen reduzieren: Die Eiweißspeise – also der Fisch oder das Fleisch – werden eigentlich zur Beilage. Dafür gibt es mehr Kartoffeln oder Gemüse als wertvolle Basenlieferanten.

Statt stark fetthaltiger Soßen können Sie die meisten Gerichte auch sehr gut mit Gemüse-Basensoßen zubereiten. Anregungen dafür finden sie im Rezeptteil (Seite 105ff.).

Sicher haben Sie auch einige Pasta-Rezepte auf Lager. Keine Sorge, die müssen nicht ganz aus Ihrem Speiseplan verschwinden. Günstig im Sinn der Säure-Basen-Balance ist es allerdings, Vollwertnudeln zu verwenden. Vorsicht – diese Nudeln haben oft andere Kochzeiten als die herkömmlichen Nudeln mit Hartweizengrieß oder Eiern. Beachten Sie bei der Rezeptanpassung also auch die Kochanleitungen auf der Packung. Auch der Sugo kann vom Säure- einfach zu einem Basenlieferanten umgestaltet werden: Verwenden Sie doch zum Beispiel fein geschnittenes Gemüse statt Fleisch – das schmeckt genauso gut.

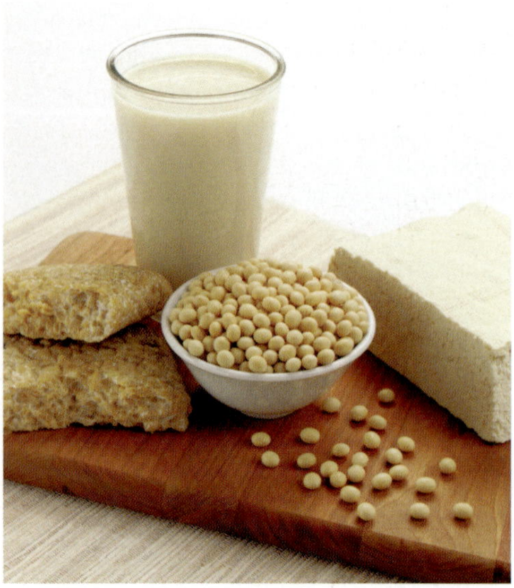

Eier sind nicht nur cholesterinreich, sondern das Eiklar belastet auch die Säure-Basen-Balance auf der sauren Seite. Darauf sollten Sie bei der Zubereitung von Teig und Kuchen achten. Biskuit und Brandteig lassen sich kaum ohne Eier machen – aber andere Teige kommen durchaus ohne sie aus. Mürbeteig etwa wird ohne Ei sogar noch knuspriger. Und Strudelteig kann auch ganz gut ohne Ei gelingen, vorausgesetzt, er wird lange genug geknetet. Auch mit Sojamehl lassen sich die Eier im Teig durchaus ersetzen – denn es enthält genauso wie Eidotter Lecithin und kann dadurch die Zutaten binden.

FETT-SPARTIPPS IM ÜBERBLICK — **TIPP**

- Streichfett auf Brot oder Brötchen durch Magerquark, Senf, Meerrettich, Chutneys etc. ersetzen.
- Soßen statt mit Sahne oder Crème fraîche mit einer fein pürierten Kartoffel abbinden.
- Genießen Sie statt eines sahnigen Vanilleeises lieber mal ein Fruchtsorbet.
- Verwenden Sie selbst gemischte Müslis! Fertige enthalten zu viel Schokolade, Nüsse, etc.
- Garen Sie statt in Fett lieber in Folie (Bratfolie, Alufolie).
- Bratkartoffeln nehmen weniger Fett auf, wenn sie zuerst ohne Fett angebraten werden.
- Steif geschlagener Eischnee kann bei Desserts schon mal das Sahnehäubchen ersetzen.
- Alle Fettränder vor der Zubereitung vom Fleisch entfernen.
- Gebratenes auf fettaufsaugendes Küchenpapier legen – so lässt sich das Bratfett um die Hälfte verringern.

Gesunde Vorräte aus der Gefriertruhe

Nutzen Sie doch auch Ihre Tiefkühltruhe oder Ihr Gefrierfach für gesundes und praktisches Essen nach der Säure-Basen-Therapie. So können Sie in der jeweiligen Saison (Seite 88) Gemüse einkaufen und dann auch in Zeiten mit weniger frischem Gemüseangebot verwenden. Ideal ist es, das Gemüse vor dem Einfrieren zu blanchieren. Auch Obst lässt sich gut einfrieren, es sollte allerdings nicht gezuckert sein.

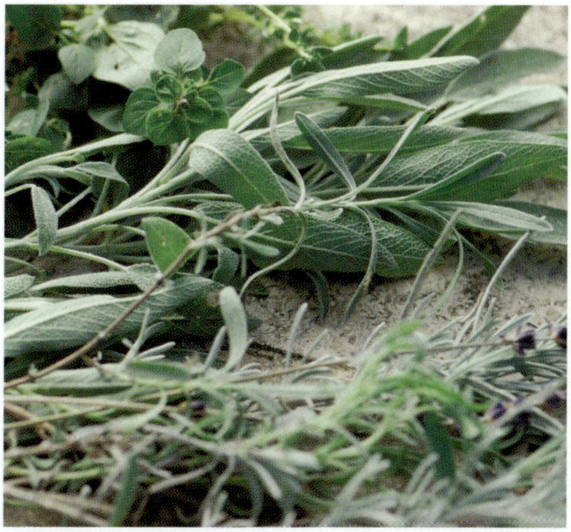

Auch frische Kräuter, von denen es vor allem im Sommer in Hülle und Fülle gibt, sollten Sie einfrieren – denn Sie brauchen sie für die Rezepte der Säure-Basen-Therapie das ganze Jahr über. Die meisten Kräuter lassen sich am besten klein gehackt einfrieren, nur Salbei und Basilikum sollten Sie in ganzen Blättern einfrieren. Praktisch ist es auch, wenn Sie von hier beschriebenen Gerichten gleich einige

Portionen mehr zubereiten – das ist nicht aufwändiger als kleinere Mengen zu machen – und diese dann einfrieren. So haben Sie, wenn es einmal schnell gehen muss, gleich ein Sortiment an gesunden Fertiggerichten zur Hand.

Essen in der Kantine und im Restaurant

Idealerweise finden Sie vielleicht sogar Arbeitskollegen, die mitmachen. Dann gelingt das Durchhalten auch viel leichter.

Wenn Sie den ganzen Tag arbeiten, ist es nicht immer ganz einfach, sich daneben auch noch um die Umsetzung dieses Programms zur Säure-Basen-Balance zu kümmern: Ihre Essenszeiten einhalten, Ihre Mahlzeiten idealerweise vorbereiten und mitnehmen, dabei eventuell Mittag- und Abendessen nach Plan vertauschen, wenn es sich nicht anders einrichten lässt: Das alles klingt vielleicht etwas kompliziert. Doch keine Sorge: Säure-Basen-Balance ist auch machbar, wenn Sie berufstätig oder viel unterwegs sind! Gehen Sie mit den Empfehlungen so um, dass es für Sie auch praktikabel ist. Suchen Sie den Kompromiss des Möglichen.

Mitgebrachtes zu Mittag

Wenn Sie tagsüber auf Kantine, Restaurant oder auf das von daheim mitgebrachte Sandwich angewiesen sind, können Sie zum Beispiel das an sich ideale, basenorientierte Mittagessen ausfallen lassen und stattdessen auf Mitgebrachtes zurückgreifen. Im Kasten finden Sie Vorschläge, was Sie auch am Arbeitsplatz mittags essen können.

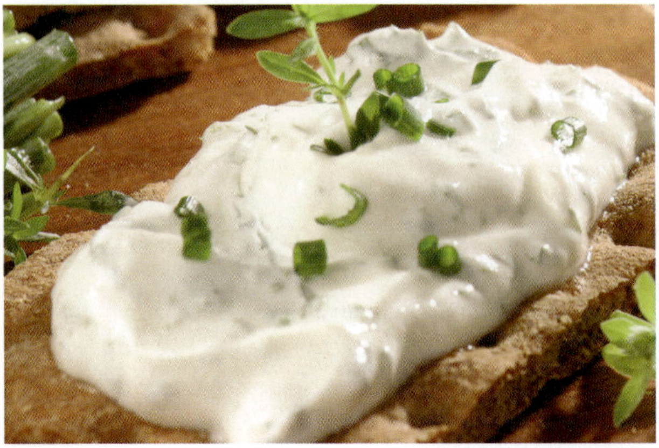

Als leckere Mahlzeit für den Arbeitsplatz eignen sich alle für das Frühstück oder das Abendessen vorgeschlagenen Brote mit Aufstrich. Sehr einfach mitzunehmen sind auch Obst und Gemüse in allen Varianten.

Wer gerne Milchprodukte mag, sollte sich selbst zubereitete Joghurts oder Quark mit Gemüse und Kräutern einpacken. Hervorragend geeignet zum Mitnehmen sind auch Suppen in der Thermoskanne: Sie machen satt, halten warm und stören nicht die Ernährungsregeln. Auch Salate (das Dressing geben Sie erst kurz vor dem Verzehr dazu) und Pellkartoffeln eignen sich gut zum Mitnehmen zur Arbeit.

GESUNDES ZUM MITNEHMEN — TIPP
Gemüse (Paprika, Cocktailtomaten, Karotten, Rettiche, Radieschen)
Joghurt mit Früchten, Milch
vegetarische Pizza mit wenig Käse
Gemüsesalat
Knäckebrot oder Vollkornbrot mit vegetarischem Aufstrich oder Quarkzubereitung.
Obst (Äpfel, Bananen, Trauben, Nektarinen)

Auswahl im Restaurant

Zugegeben – zu Hause ist es natürlich einfacher, sich an die Regeln der Säure-Basen-Balance zu halten. Doch die Erfahrungen, die Sie mit der Ernährung nach der Säure-Basen-Balance sammeln, können Sie problemlos auch bei Geschäftsessen, Hotelaufenthalten und Urlaubsreisen anwenden. Sie müssen nicht auf Partys verzichten – und Sie müssen nicht einmal allen von Ihrer Ernährungsumstellung erzählen. Aber auch wer viel unterwegs ist, und im Restaurant oder der Kantine isst, kann sich durchaus an die Ernährungsempfehlungen halten.

ERNÄHRUNG

Tipps — Balance im Restaurant

Essen Sie zu Mittag als Vorspeise einen Salat oder eine leichte Gemüsesuppe. Abends ist es besser, auf den Salat zu verzichten.

- Verzichten Sie auf alle mit Mayonnaise hergestellten Nudel-, Fleisch oder Gemüsesalate. Besser sind Zubereitungen mit Joghurt!
- Nehmen Sie lieber Gemüsesuppen als Fleischbrühen – dann schaffen Sie schon einmal bei der Vorspeise einen Basenvorsprung!
- Die Eiweißmahlzeit sollte kleiner sein als die Beilage. Wählen Sie als Hauptgericht leichte Fisch- oder Geflügelgerichte und bestellen sie viel basenspendendes Gemüse dazu. In vielen Restaurants ist es kein Problem, eine doppelte Gemüseportion zu bestellen. Werden Fleisch und Fisch mit Nudeln oder Reis als Beilage angeboten, dann können Sie den Säurenüberschuss dadurch ausgleichen, dass Sie stattdessen Gemüse oder Kartoffeln als Beilage bestellen.
- Denken Sie auch bei den besonders wichtigen Basenlieferanten Kartoffeln an die Zubereitung: Selbst wenn Pommes auf der Speisekarte stehen, werden Sie in den meisten Restaurants stattdessen Ofenkartoffeln, Petersilkartoffeln oder Kartoffelpüree zur Hauptspeise bekommen können.

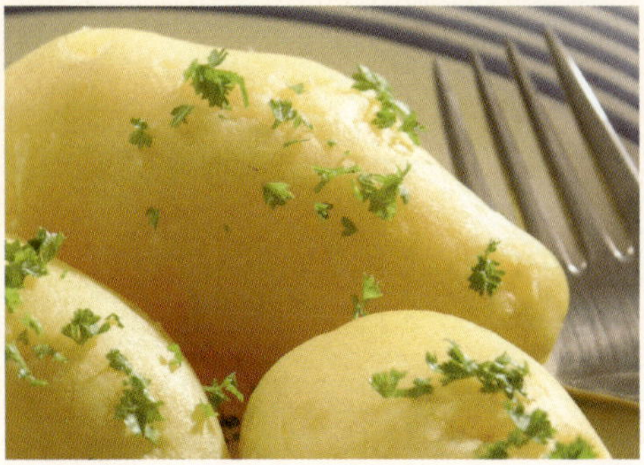

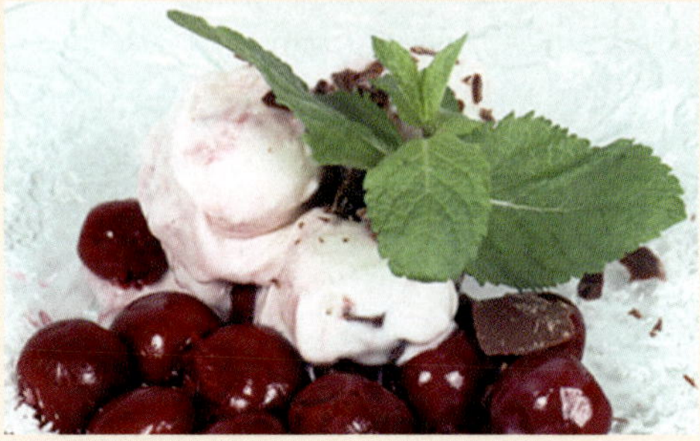

- Vorsicht bei den Soßen: Hier lauert oft viel Fett. Wenn Sie sich also einen köstlichen Spargel bestellen, lassen Sie ihn sich am besten „natur“ servieren, um auch wirklich von seiner gesundheitsfördernden Wirkung profitieren zu können – und lassen Sie die meist sehr fetthaltigen Soßen weg.
- Lassen Sie bei mehrgängigen Menüs am besten den einen oder anderen Gang ausfallen. Bestellen Sie mehr basische Kartoffeln oder mehr basisches Gemüse zu einer kleinen Portion Fisch oder Fleisch. Wenn möglich, bestellen Sie eher vegetarische Speisen, allerdings achten Sie auf die Zubereitung: Gebackenes Gemüse ist zum Beispiel keine gute Lösung, weil es sehr fett ist. Besser ist gedünstetes oder gedämpftes Gemüse.
- Wählen Sie als Dessert Fruchtjoghurt, frische Früchte, Quarkspeisen oder Obstsalat statt fetter Schokotorte.

Der optimale Nahrungsplan: die tägliche Ernährung auf einen Blick

Zielsetzung der Ernährungsumstellung nach der Säure-Basen-Therapie ist vor allem, die natürlichen Regelmechanismen wieder zu aktivieren. Das setzt auch voraus, dass sie lernen, wieder auf die Bedürfnisse Ihres Körpers zu hören und Ihren Essrhythmus auch dem biologischen Rhythmus Ihres Verdauungsapparates anzupassen. Am Morgen ist die Verdauungskraft am größten, sie nimmt über den Tag ab und ist abends am schwächsten.

Gut frühstücken

Am Morgen ist Ihr Verdauungstrakt besonders fit und wartet richtiggehend auf Arbeit. Gönnen Sie ihm daher ein gutes Frühstück. Das kann zum Beispiel eine der folgenden Frühstücksoptionen sein:

- Vollwertmüsli mit Obst
- Vollkornbrot oder Knäckebrot mit wenig Butter und Honig oder Quark
- Vollkornbrot mit Magerkäse
- Frischer Obstsalat
- Knäckebrot mit Hüttenkäse

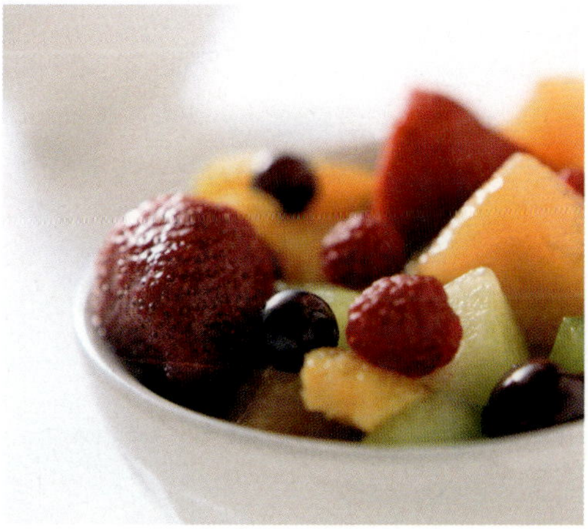

Gesund Mittag essen

Gönnen Sie sich ein gutes Mittagessen aus den leichten Rezepten der Säure-Basen-Balance. Je weniger Schweres Sie essen, desto bes-

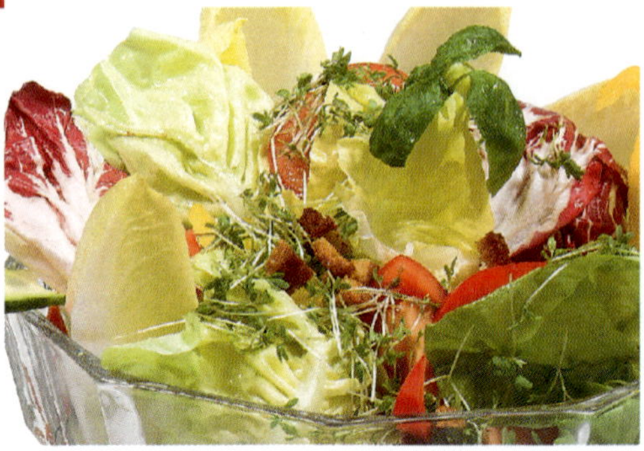

ser fühlen Sie sich hinterher. Die Müdigkeit nach dem Essen bleibt aus. Und so sieht ein gesundes Mittagsmenü aus:

- Salatplatte, Rohkost oder Gemüsesuppe
- Gedünstetes Gemüse mit Fisch, Fleisch oder einer fleischlosen vegetarischen Eiweißbeilage
- Dessert aus Quark oder Joghurt, Obstsalat

Ruhiger Abend

Abends sollten Sie nicht mehr viel essen und früh leichte Kost zu sich nehmen. Wenn Sie der Hunger plagt, kann eine Tasse Kräutertee helfen. Und so könnte das Abendessen wahlweise aussehen:

- Cremesuppe
- Vollkorn- oder Knäckebrot mit pikantem Quark
- Pellkartoffeln
- Gemüsetoast

Am besten ist es, ein- bis zweimal pro Woche das Abendessen ausfallen zu lassen oder bis spätestens 17 Uhr zu essen. Damit korrigieren Sie viele Alltagsfehler.

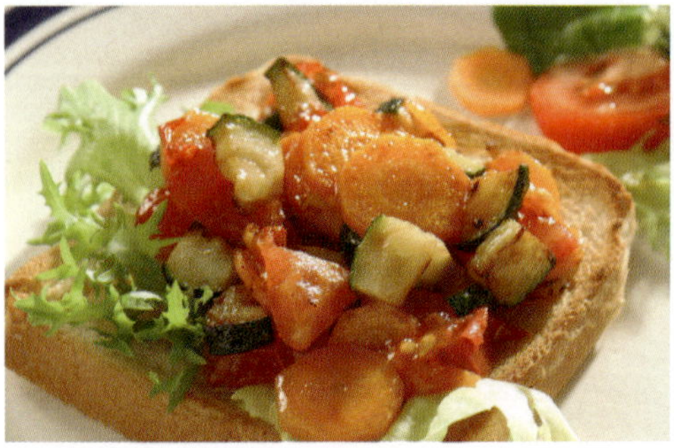

Entlastung für zwischendurch

Gerade bei einer gestörten Verdauung ist es sinnvoll, gelegentlich Entlastungstage, zum Beispiel über ein Wochenende, einzuschalten. Gönnen Sie Ihrem Körper ab und zu diese wohlverdiente Pause. Dabei wird der Stoffwechsel spürbar entlastet, und das eine oder andere Kilo zu viel wird außerdem abgebaut. Möglichst sollten Sie dabei einen Tag wählen, an dem Sie nicht zu viele Verpflichtungen haben und sich wirklich Ruhe gönnen können.

An diesen Tagen sollten Sie auf Süßigkeiten, Alkohol, Kaffee und Schwarztee verzichten. Das Prinzip bei diesen Entlastungstagen ist immer gleich: Sie trinken viel und entlasten die Verdauung durch wenig und einseitige Ernährung.

Empfehlenswert ist es, an diesen Tagen nach dem Aufstehen eine Darmreinigung mit Bittersalz durchzuführen. Die kleinen Mahlzeiten sollten Sie in Ruhe zu sich nehmen und jeden Bissen sorgfältig und langsam kauen. Zwischen den Mahlzeiten sollten Sie viel trinken, etwa drei Liter sind ideal.

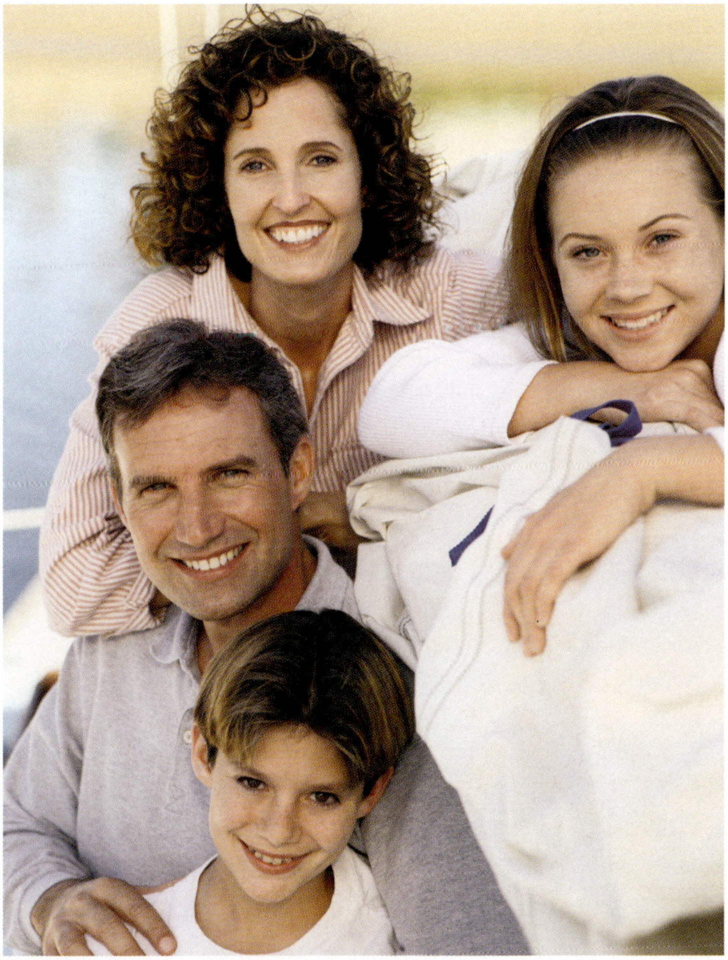

TIPP — GESTALTEN SIE ENTLASTUNGSTAGE

Hier finden Sie eine Reihe von Vorschlägen, wie Sie solche Entlastungstage gestalten können.

MOLKETAG

Frühstück:	2 Scheiben Knäckebrot, 1/2 Liter Molke, Kräutertee
Vormittag:	Mineral- oder Quellwasser, Kräutertee
Mittag:	2 Scheiben Knäckebrot, 1/2 Liter Molke, Kräutertee
Nachmittag:	Mineral- oder Quellwasser, Kräutertee
Abend:	1 Scheibe Knäckebrot, 1/2 Liter Molke, Kräutertee

HAFER- ODER DINKELTAG

Frühstück:	Sechskorn-, Dinkel- oder Hafermüsli, Kräutertee
Vormittag:	Wasser, Kräutertee
Mittag:	Basensuppe mit 70 g Haferflocken, Dinkelbrötchen, Kräutertee
Nachmittag:	Wasser, Kräutertee
Abend:	Hafer- oder Dinkelschleim, Knäckebrot, Kräutertee

REISTAG

Frühstück:	1 Stück gedämpftes Obst, Kräutertee
Vormittag:	Wasser, Kräutertee
Mittag:	80 g gekochter Reis, Basensuppe, Blattsalat, Kräutertee
Nachmittag:	Wasser, Kräutertee
Abend:	70 g Reis als Mager-Milchreis, Banane, Kräutertee

OBSTTAG

Frühstück:	1 Stück gedämpftes Obst, Kräutertee
Tagsüber:	1 kg Obst nach Saison, Wasser, Kräutertee
Abend:	Basensuppe, Kräutertee

Kartoffeltag

Frühstück:	1 Stück gedämpftes Obst. Kräutertee
Vormittag:	Mineral- oder Quellwasser, Kräutertee
Mittag:	400 g Pellkartoffeln, Basensuppe, gedämpftes Gemüse, Kräutertee
Nachmittag:	Mineral- oder Quellwasser, Kräutertee
Abend:	200 g Pellkartoffeln, Wasser, Kräutertee

Rohkosttag

Morgens:	Obstsalat
Mittags:	Rohkostplatte und eine gekochte Kartoffel
Abend:	kleine Rohkostplatte mit ein paar Nüssen
Tagsüber:	dazu den ganzen Tag viel Wasser und Kräutertee

Safttag

Tagsüber:	2 Liter Obst- oder Gemüsesaft mit 1 bis 2 Litern Wasser verdünnen und auf 3 Mahlzeiten aufteilen

Sauerkrauttag

Tagsüber:	1 kg Sauerkraut, auf 3 Portionen aufteilen, mit geriebener Karotte anmachen.
Tagsüber:	dazu den ganzen Tag viel Wasser und Kräutertee

Quarktag

Tagsüber:	750 – 1000 g Magerquark, wenn Sie mögen mit frischen Kräutern, auf drei Mahlzeiten aufteilen
Tagsüber:	dazu den ganzen Tag viel Wasser und Kräutertee

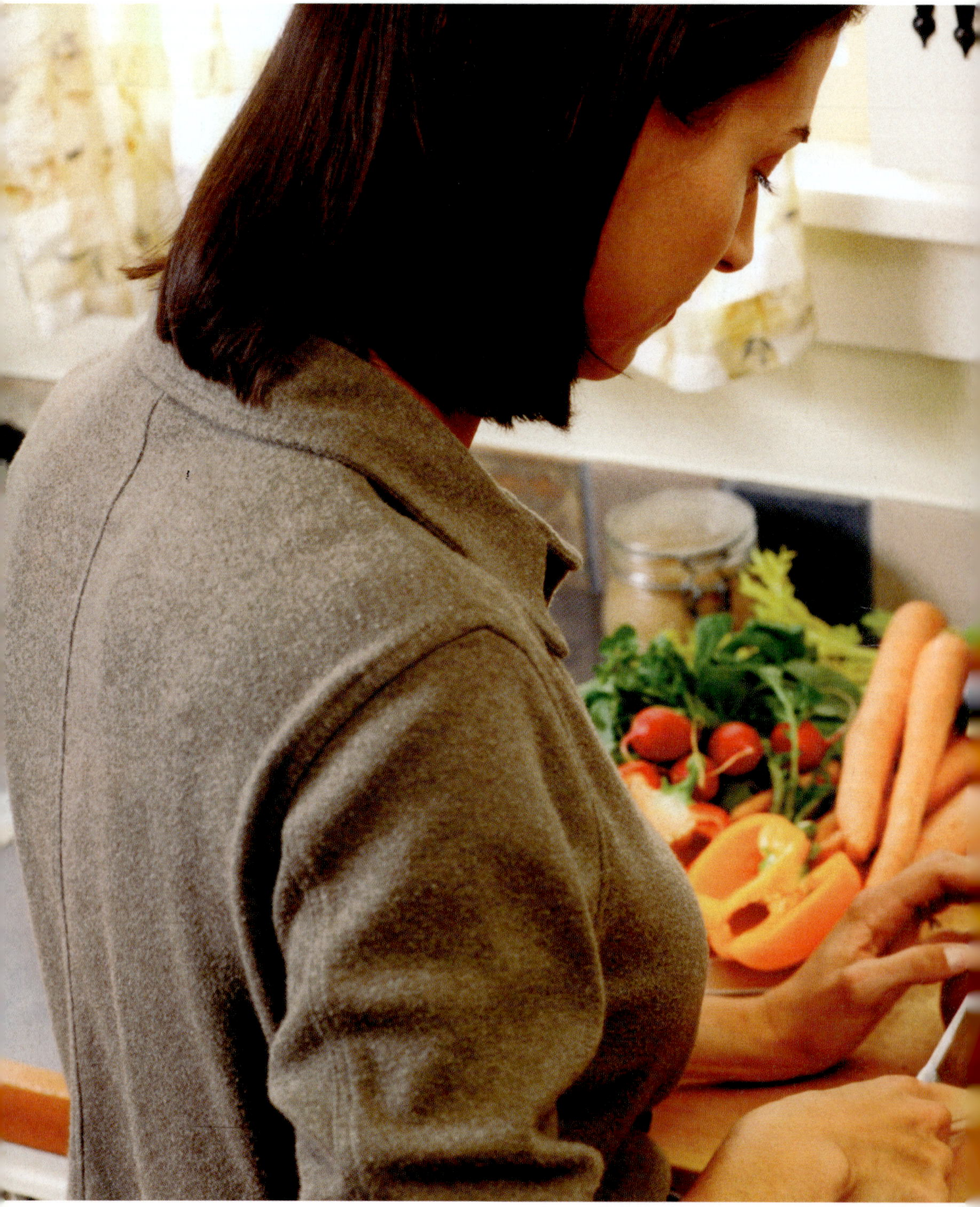

REZEPTE

Auf den folgenden Seiten finden Sie speziell für Sie ausgesuchte schmackhafte und leicht nachzukochende Rezepte. Variieren Sie nach Belieben immer im Sinne der Säure-Basen-Balance.

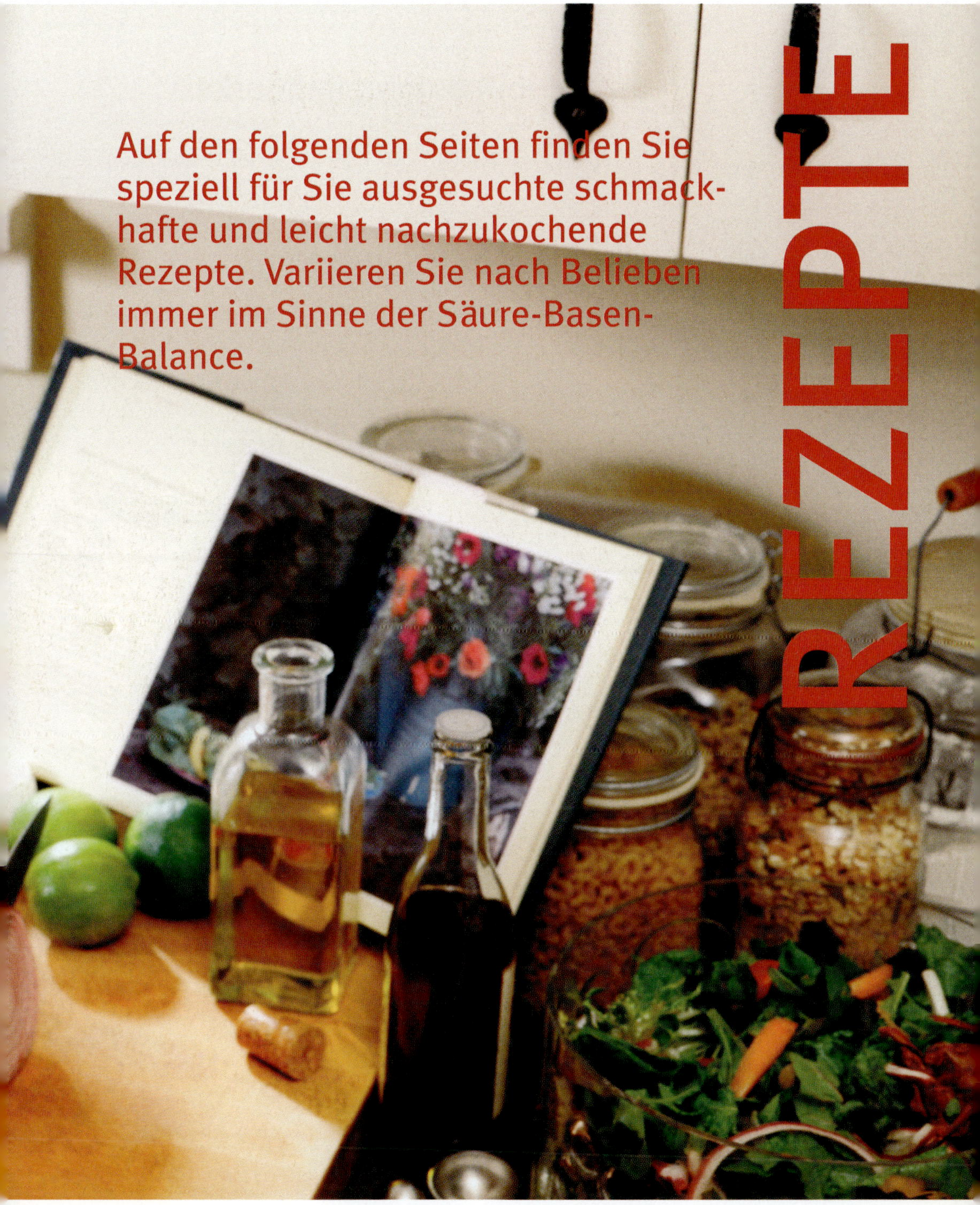

Vollkornbrot mit Gurke

Für 2 Personen

2		Scheiben Vollkornbrot
2	TL	Butter oder Margarine
1/2		kleine Salatgurke
		fein gehackte Kräuter

- Brote mit Butter oder Margarine bestreichen.
- Salatgurke waschen und in Scheiben schneiden. Brote damit belegen und mit Kräutern bestreuen.

Pro Portion
ca. 140 kcal, 5 g EW, 5 g F, 18 g KH

Bananen-Orangemüsli

Für 2 Personen

1		Banane
1		Orange
50	g	Haferflocken
50	g	Weizenflocken
1	EL	Sonnenblumenkerne
1/2	l	Sauermilch

- Banane schälen und in dünne Scheiben schneiden. Orange schälen, filetieren und in Stücke schneiden.
- Früchte mit Hafer- und Weizenflocken, Sonnenblumenkernen und Milch vermischen.

Pro Portion
ca. 330 kcal, 12 g EW, 9 g F, 50 g KH

Tipp Wenn Sie Sauermilch nicht so sehr mögen, schmeckt dieses Müsli auch gut mit Jogurt.

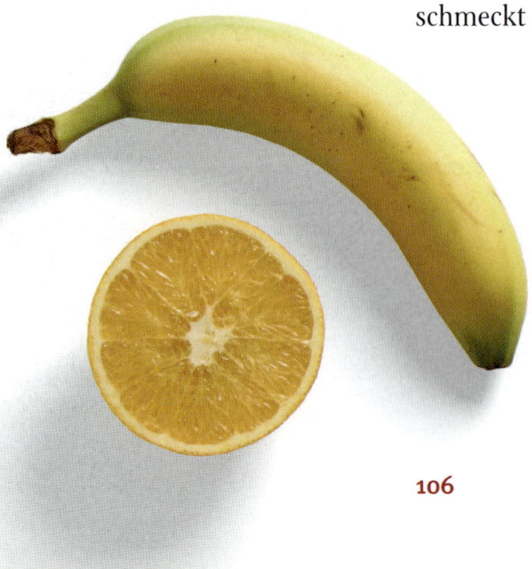

Hüttenkäse mit Apfel

Für 2 Personen	
2	Äpfel
1 TL	Rosinen
200 g	Hüttenkäse
2	Scheiben Knäckebrot

- Äpfel waschen, vierteln, Kerngehäuse entfernen. Äpfel in Scheiben schneiden.
- Rosinen mit Hüttenkäse verrühren, Äpfel zum Hüttenkäse und dem Knäckebrot essen.

Pro Portion
102 kcal, 16 g EW, 17 g F, 10 g KH

Tipp Der Hüttenkäse schmeckt auch gut mit anderen Obstsorten, zum Beispiel mit Kiwis oder Pfirsichen.

Müsli mit Apfel und Honig

Für 2 Personen	
200 g	Jogurt
1 TL	Honig
60 g	Haferflocken
2	Äpfel

- Jogurt mit einem Löffel glatt rühren, den Honig unterrühren und die Flocken unterheben.
- Äpfel schälen, vom Kerngehäuse befreien, grob raspeln. Ins Müsli rühren.

Pro Portion
ca. 270 kcal, 7 g EW, 8 g F, 40 g KH

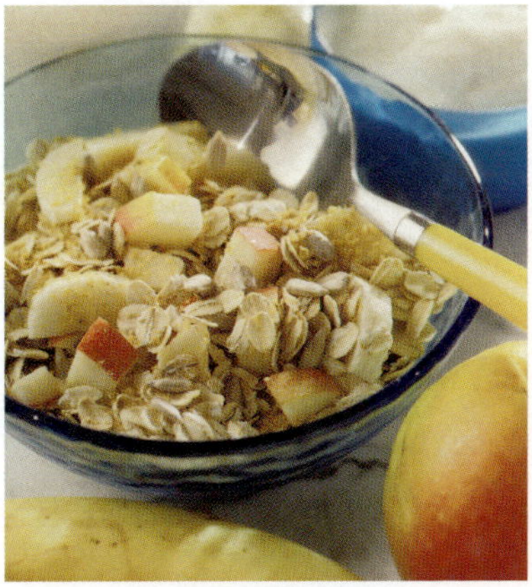

Avocado-Tomaten-Salat

Für 2 Personen

3	Tomaten
1/2	Avocado
50 g	schwarze Oliven
2 EL	Balsamico (italienischer Balsamessig)
1 EL	Distelöl
	etwas Zitronensaft
1	durchgepresste Knoblauchzehe
	Pfeffer
2	Scheiben Vollkornbrot

- Die Tomaten kreuzweise einschneiden, mit kochendem Wasser überbrühen, enthäuten, entkernen und in Würfel schneiden.
- Avocado schälen, würfeln und mit den Oliven zu den Tomaten geben.
- Aus Balsamico, Distelöl, etwas Zitronensaft und Wasser eine Soße rühren. Mit Knoblauch und Pfeffer abschmecken. Über den Salat gießen. Mit Vollkornbrot servieren.

Pro Portion
ca. 250 kcal, 6 g EW, 16 g F, 20 g KH

Tipp Statt Distelöl eignet sich fürs Dressing auch Sonnenblumen-, Raps- oder Erdnussöl.

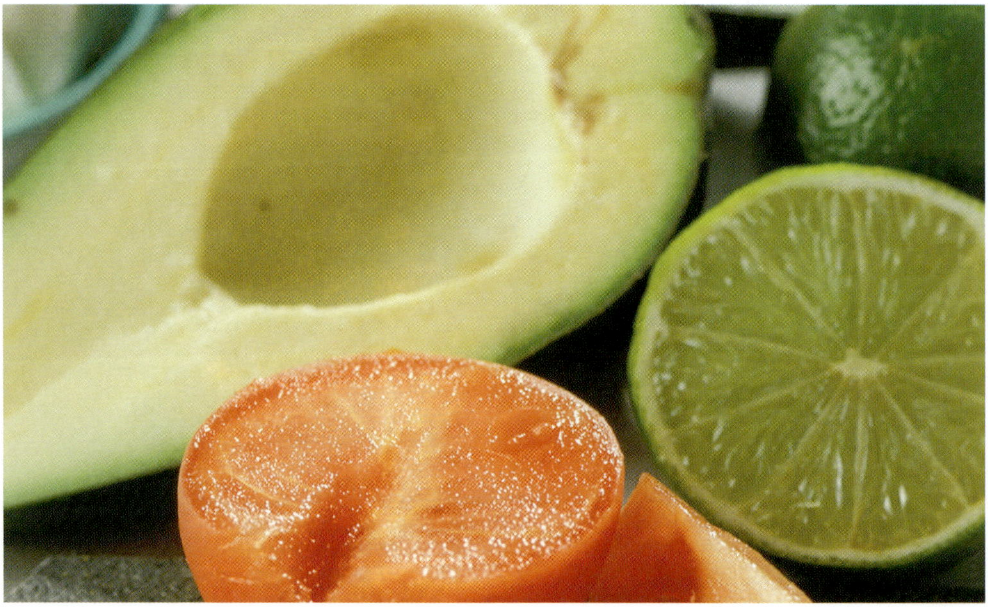

Orangen-Eichblattsalat

◈ Orange schälen, filetieren.

◈ Salat putzen, waschen und gut abtropfen lassen.

◈ Jogurt und Zitronensaft im Mixer pürieren. Salat mit Orangenfilets anrichten und mit dem Dressing überziehen. Mit Vollkornbaguette servieren.

Pro Portion

ca. 100 kcal, 5 g EW, 3 g F, 13 g KH

Für 2 Personen

1	Orange
1/2	Eichblattsalat
150 ml	Jogurt
	Saft von 1 Zitrone
2	Scheiben Vollkornbrot

Rohkost mit Roter Bete

◈ Rote Bete schälen und sehr fein raspeln. Birne schälen, halbieren, entkernen und fein raspeln.

◈ Zitronensaft mit etwas Honig abschmecken, über die Rote-Bete-Rohkost träufeln und etwas durchziehen lassen.

Pro Portion

ca. 100 kcal, 2 g EW, 0 g F, 23 g KH

Für 2 Personen

2	kleine Rote Bete
1	kleinerer Apfel
	Saft von 1 Zitrone
	Honig

Tipp Hier eine leckere Dressing-Alternative zu Zitrone und Honig:

Kräuterdressing:

	Saft einer Zitrone
1 EL	Apfelessig
1	Knoblauchzehe
1 EL	Olivenöl
1 TL	Petersilie
1 TL	Schnittlauch
1 EL	Dill
1 EL	Oregano
1 EL	Estragon
1 TL	Koriander

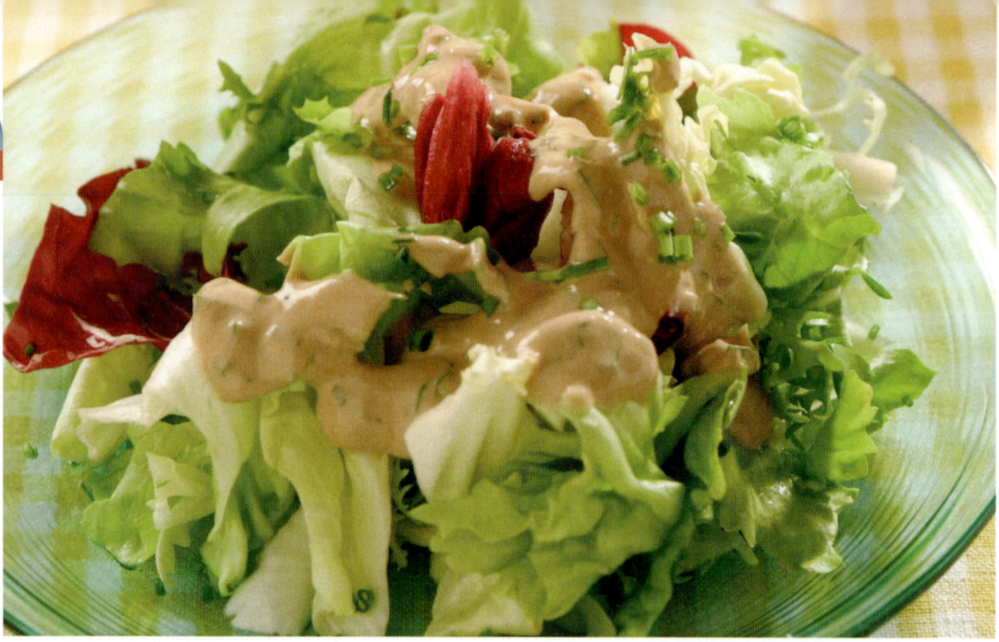

Blattsalat mit Jogurtdressing

Für 2 Personen

100 g Blattsalat der Saison
150 g Jogurt
1 TL Aceto balsamico (italienischer Balsamessig)
fein gehackte Kräuter

- Salat putzen und in mundgerechte Stücke zupfen.
- Jogurt mit Essig und den Kräutern verrühren und mit dem Salat vermischen.

Pro Portion

ca. 70 kcal, 4 g EW, 3 g F, 6 g KH

TIPP Statt mit Jogurtdressing schmecken grüne Blattsalate auch gut mit einem Nussdressing: 1 EL Liebstöckel, 1 TL Estragon, Pfeffer, 1 EL Weißweinessig, 2 EL Walnussöl zu einem schmackhaften Dressing verrühren.

Grundrezept für eine Basenbrühe

- Das Gemüse waschen, putzen und in Würfel schneiden.
- Gemüse etwa 20 Minuten kochen lassen. Nach 15 Minuten die klein gehackten Kräuter zugeben.
- Suppe durch ein feines Sieb gießen. Verwendet wird nur die klare Brühe, nicht das gekochte Gemüse.

TIPP Nachdem für viele Rezepte Basenbrühe benötigt wird, können Sie natürlich auch gleich mehr davon machen und sie portioniert einfrieren. So haben Sie immer selbst gemachte Brühe zur Hand. Wenn es einmal schnell gehen muss, können Sie die selbst gemachte Basenbrühe schon auch mal durch Suppenwürfel ersetzen – allerdings am besten Basenwürfel oder Gemüse-Suppenpulver aus dem Reformhaus. Suppenwürfel für Fleischbrühe haben viel Fett!

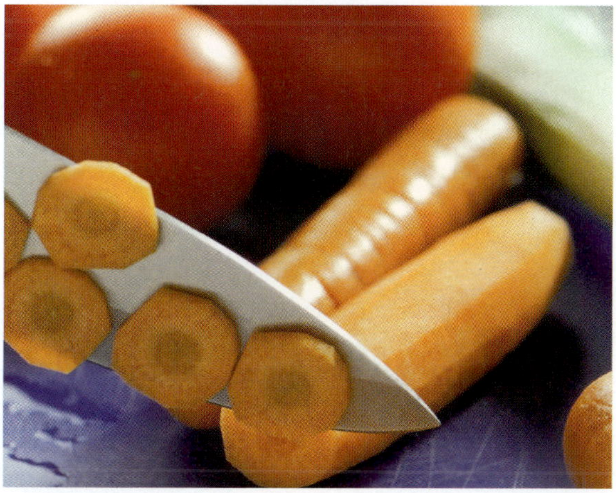

Für 2 Personen

500 g	Gemüse (gut geeignet sind z. B. Zucchini, Auberginen, Fenchel, Staudensellerie, Sellerie, Karotten, Pastinaken, Petersilienwurzeln, Lauch, Kohlrabi)
	frische Kräuter (z. B. Kerbel, Dill, Liebstöckel, Estragon, Basilikum, Thymian, Rosmarin, Petersilie, Lorbeer, Majoran, Salbei)
	1 l kaltes Wasser

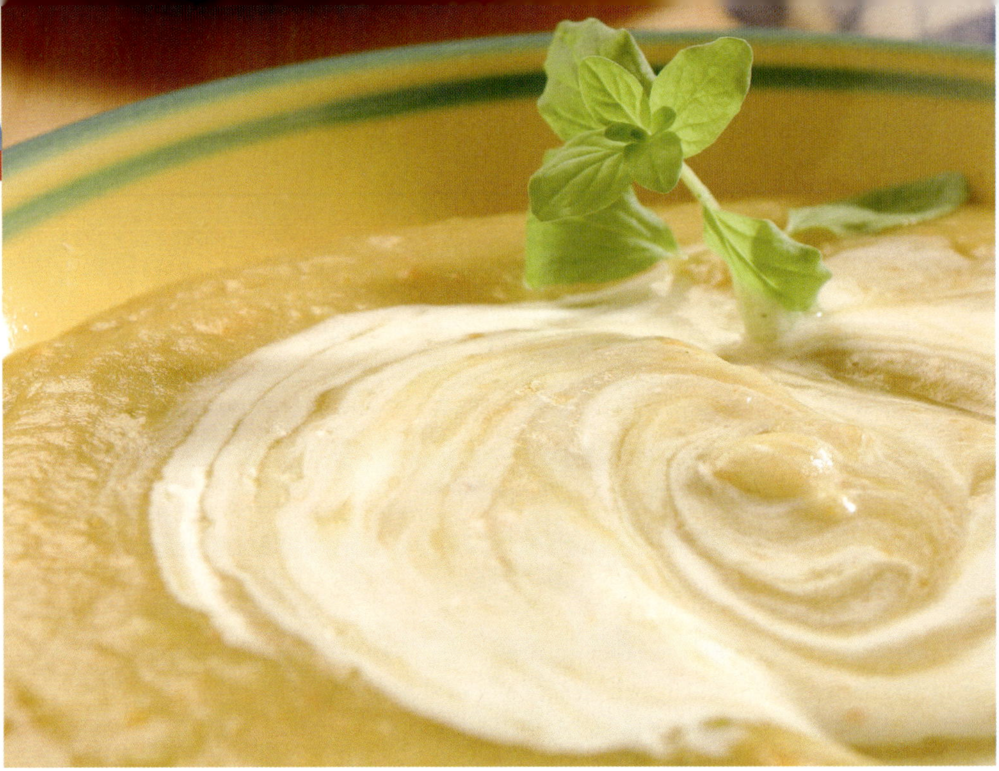

Kartoffel-Topinambur-Suppe

Für 2 Personen

100 g	Kartoffeln
100 g	Topinambur
400 ml	Basenbrühe (Rezept S. 111)
100 g	saure Sahne
	wenig Salz
	Pfeffer
1	Scheibe Brot
1 EL	Öl

- Kartoffeln und Topinambur schälen und würfeln. Basenbrühe mit den Gemüsewürfeln 10–15 Minuten köcheln, pürieren, saure Sahne zugeben, mit Salz und Pfeffer abschmecken.
- Brot würfeln. Im heißen Öl anrösten. Über die Suppe streuen.

Pro Portion

ca. 290 kcal, 10 g EW, 10 g F, 38 g KH

Tipp Topinambur sind nicht immer leicht auf den Gemüsemärkten zu finden. Diese Suppe schmeckt auch mit Kartoffeln allein wunderbar.

Paprika–Tomaten–Suppe

- Paprika waschen, entkernen und in Streifen schneiden.
- Zwiebeln schälen und in Scheiben schneiden. Chili in Ringe schneiden.
- Mit Knoblauch, den in Würfel geschnittenen Tomaten und der Brühe in einen Topf geben, ca. 20 Min. kochen lassen, bis die Paprikastreifen weich sind. Dann die Suppe mit Salz, Pfeffer und Zimt abschmecken und pürieren.

Für 2 Personen

2	Paprikaschoten
1	Zwiebel
1	Knoblauchzehe
1/2	kleine Chilischote
2	Tomaten
300 ml	Basenbrühe (Rezept S. 111)
	Salz und Pfeffer
	Zitronensaft
	eine Prise Zimt

Pro Portion

ca.: 89 kcal, 2 g EW, 1 g F, 10 g KH

Tipp Gemüsecremesuppen sind ein wunderbares Experimentierfeld für Gewürze. Probieren Sie einfach aus, wie es Ihnen noch besser schmeckt. Zum Beispiel mit etwas Kardamom, und die Suppe bekommt eine leicht orientalische Note. Oder versuchen Sie es mal mit indischen Gewürzmischungen aus dem Reformhaus oder dem Orientshop: Ihre Gäste werden begeistert sein von Ihrer persönlichen ayurvedischen Suppen-Komposition!

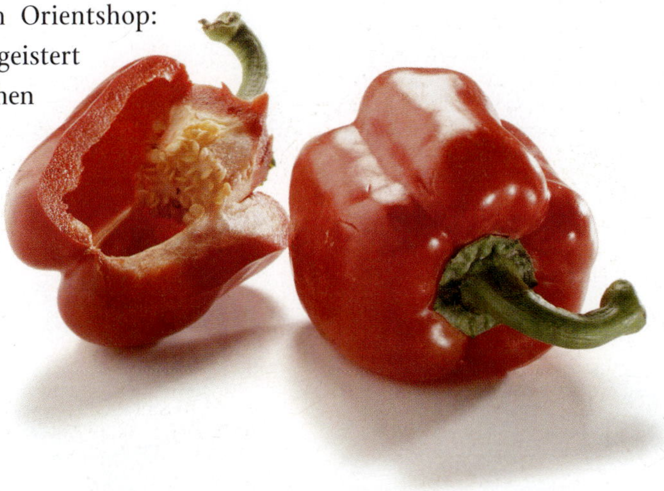

Minestrone

Für 2 Personen

1/2	Möhre
1	Frühlingszwiebel
1/2	Zucchino
1	Stück Sellerie
1	Tomate
1 TL	Olivenöl
400 ml	Basenbrühe (Rezept S. 111)
1/2	Bund Petersilie
	Pfeffer
2 EL	saure Sahne

- Gemüse putzen und in feine Streifen schneiden.
- Tomaten vom Stielansatz befreien, würfeln und im heißen Olivenöl andünsten. Die Gemüsestreifen dazugeben und ca. 10 Minuten garen.
- Gemüse mit der Basenbrühe aufgießen und einmal aufkochen. Mit fein gehackter Petersilie und Pfeffer abschmecken. Mit saurer Sahne servieren.

Pro Portion

ca. 220 kcal, 9 g EW, 6 g F, 35 g KH

Tipp Auf Basis dieses Grundrezepts können Sie ganz einfach Ihre eigenen Lieblings-Minestronevarianten komponieren, je nachdem was die Saison an Gemüse bietet – und wonach Ihr Geschmack gerade ist. Grüne Bohnen statt Sellerie, mehr Tomaten, Paprika statt dem Zucchino – Ihrer Gemüse-Phantasie sind keine Grenzen gesetzt.

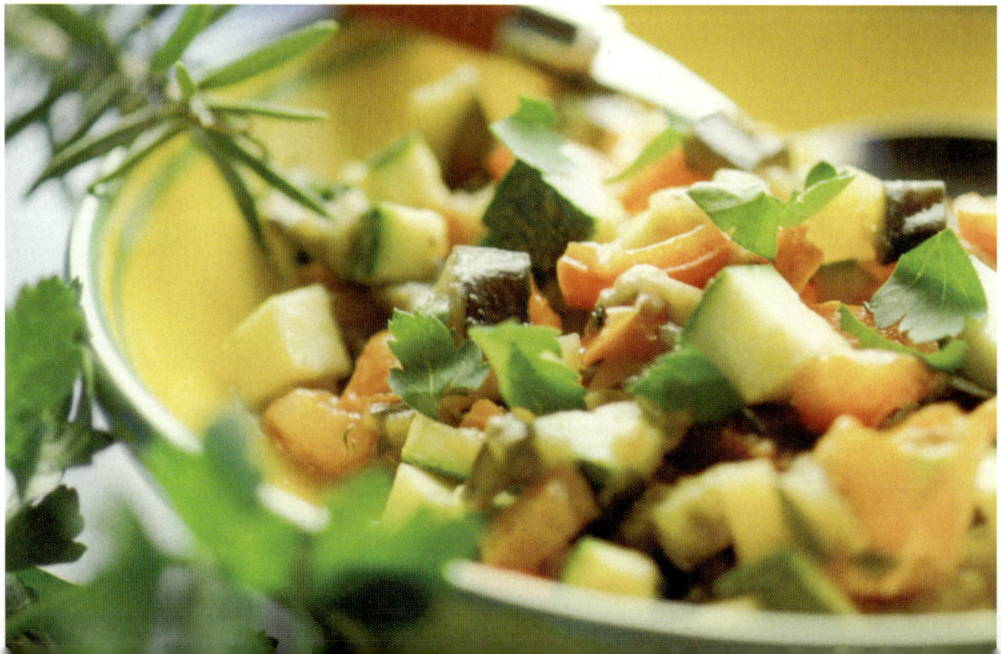

Pikante Brokkoli

- Brokkoli putzen, dicke Stiele und Blätter entfernen und in Röschen teilen. Stiele in Scheiben schneiden. Rund 15 Minuten nicht zu weich kochen
- Die Sardellen fein hacken, den Knoblauch schälen und zerdrücken.
- Das Öl erhitzen und die Sardellenfilets dazugeben und auflösen lassen. Knoblauch anbraten, Brokkoli und Peperoni dazugeben.
- Einige Minuten anrösten, oft rühren.

Pro Portion

215 kcal, 9 g EW, 12 g F, 7 g KH

Tipp Dazu schmeckt zum Beispiel prima geröstetes Vollkornbrot.

Für 2 Personen

400 g	Brokkoli
1	Sardelle
1	Zehe Knoblauch
1	scharfe Peperoni
2 EL	Olivenöl
	Salz

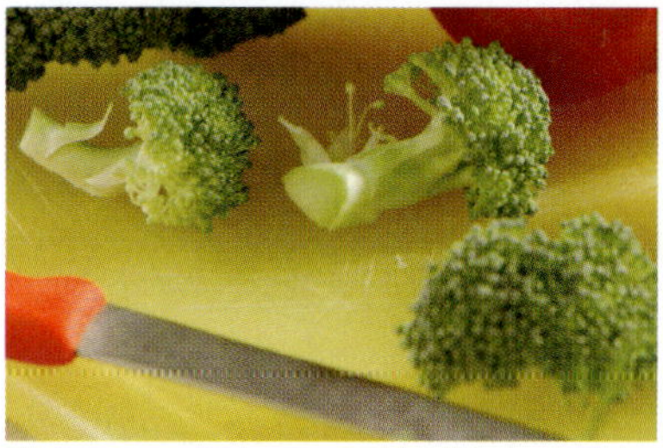

Pikanter Kräuteraufstrich

- Kartoffel zweimal durch die Kartoffelpresse drücken.
- Saure Sahne und die fein gehackten Kräuter unter das Püree rühren. Mit Salz und Pfeffer abschmecken. Vollkornbrote damit bestreichen.

Pro Portion

ca. 140 kcal, 5 g EW, 4 g F, 22 g KH

Für 2 Personen

1	gedämpfte Kartoffel
50 g	saure Sahne
	frische Kräuter (z. B. Rosmarin, Basilikum, Kerbel, Thymian)
	wenig Salz
	Pfeffer
2	Scheiben Vollkornbrot

Tsatsiki

Für 2 Personen

200 g Salatgurke
150 g Jogurt
1 Knoblauchzehe
Salz
Pfeffer
2 TL Olivenöl
2 TL Dill

- Gurke gut waschen und trocken tupfen, dann raspeln und mit dem Jogurt verrühren. Den Knoblauch schälen, durch eine Knoblauchpresse drücken und dazurühren. Mit Salz und Pfeffer würzen und Olivenöl darunterrühren.
- Dill fein hacken und daruntermischen.

Pro Portion
120 kcal, 3 g F, 11 g EW, 12 g KH

Tipp Um noch mehr Fett und Kalorien zu sparen können Sie natürlich bei allen Rezepten mit Jogurt besonders fettarme Varianten (1,5 %, 1%) verwenden!

Frischkäse-Schnittchen

Für 2 Personen

2 kleine Scheiben Vollkornbrot
30 g Frischkäse
frische Kräuter

- Vollkornbrot mit dem Frischkäse bestreichen.
- Kräuter waschen, trockentupfen und fein schneiden. Den Frischkäse damit bestreuen.

Pro Portion
ca. 40 kcal, 5 g EW, 1 g F, 3 g KH

Tipp Mit unterschiedlichen Gewürzen bietet der Frischkäse viele Aufstrich-Variationen: Probieren Sie doch statt der Kräuter mal Curry- oder Paprikapulver.

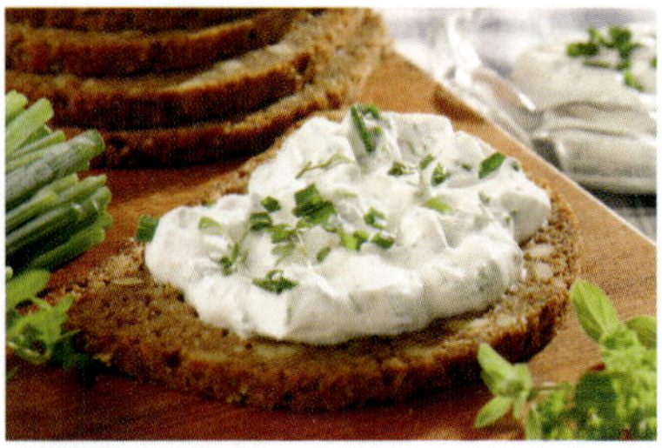

Tofu-Nudelauflauf

Für 2 Personen

100 g	Tofu
2 EL	Olivenöl
2 TL	Basilikum
4 TL	Oregano
2	Knoblauchzehen
2	Zwiebel
	Pfeffer
	Kardamom
60 g	Vollkornspiralen
1	Melanzani
2	Tomaten

- Tofu in Würfel schneiden. 1 EL Öl mit gehacktem Basilikum, Oregano, zerdrücktem Knoblauch, fein gewürfelter Zwiebel, Pfeffer und Kardamom mischen und den Tofu darin 15 Minuten marinieren.
- Nudeln in Salzwasser nach Packungsanleitung bissfest kochen und abseihen. Melanzani würfeln, im restlichen Öl 5 Minuten anbraten. Tomate würfeln, daruntermischen und 1 Minute weiterbraten. Tofumischung und Nudeln dazugeben, vermischen und kurz erwärmen.

Pro Portion

ca.: 255 kcal, 11 g EW, 8 g F, 44 g KH

Risotto mit Champignons

Für 2 Personen

1/2 l	Basenbrühe (Rezept S. 111)
	wenig Salz
100 g	Naturreis
100 g	Champignons
1 EL	Butter
	Salbei
	Basilikum
100 g	Ricotta (italienischer Frischkäse)
	Pfeffer

- Basenbrühe leicht salzen, den Naturreis darin 25 Minuten zugedeckt köcheln lassen.
- Champignon putzen, kurz abbrausen, trockentupfen, in dünne Scheiben schneiden. In der Butter kurz anbraten. Kräuter fein hacken, mit zerkleinertem Ricotta zu den Pilzen geben. Kräftig pfeffern.
- Risotto in eine Tasse drücken, auf Teller stürzen und die Pilze dazu anrichten.

Pro Portion

ca. 400 kcal, 13 g EW, 15 g F, 53 g KH

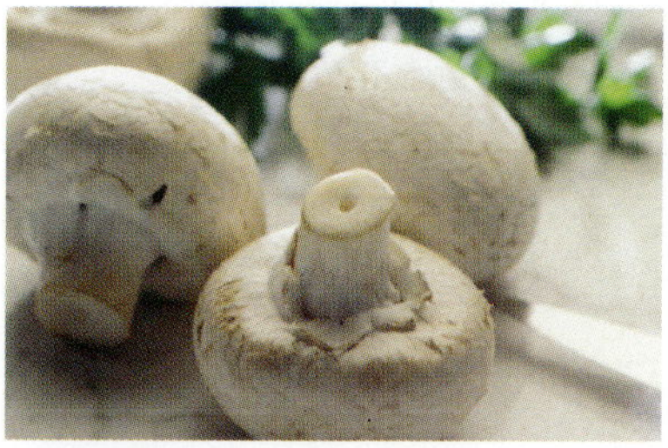

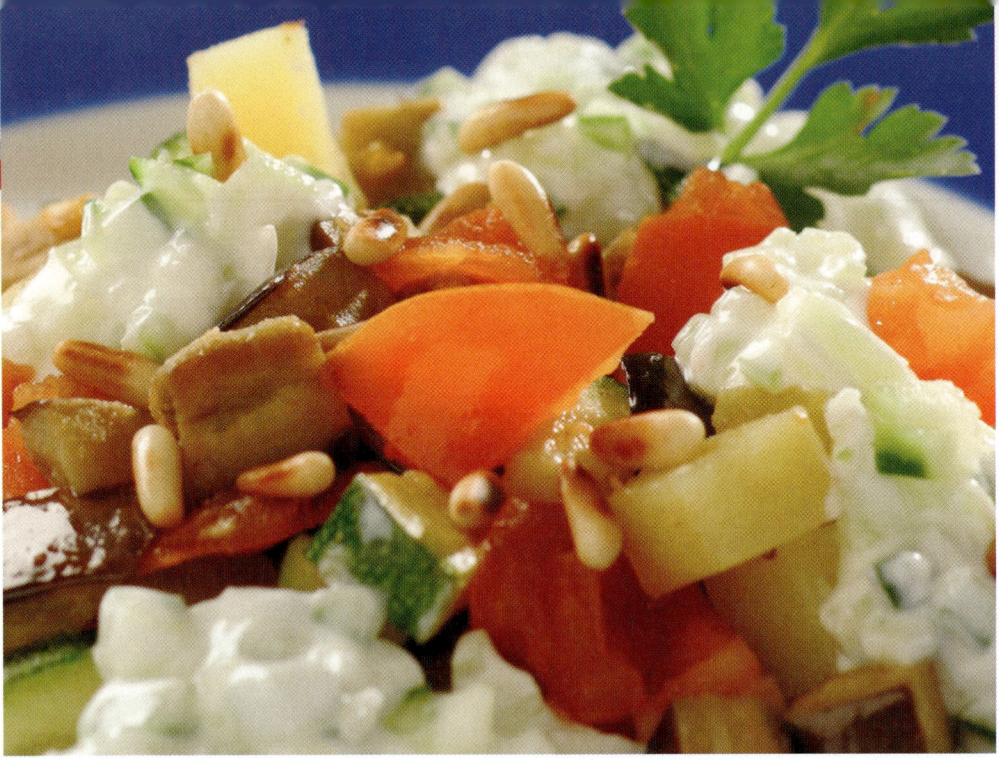

Auberginengemüse mit Pinienkernen

Für 2 Personen

1		Kartoffel
1		Aubergine
1		Tomate
1		Zucchino
1	TL	Olivenöl
20	g	Pinienkerne
1/2		Salatgurke
100	g	Biojogurt
1		Knoblauchzehe
		wenig Salz
		Pfeffer

- Die Kartoffel in der Schale ca. 30 Minuten garen.
- Aubergine, Tomate und Zucchino putzen und in Würfel schneiden. Im Olivenöl in der Pfanne dünsten. Kartoffel pellen, würfeln und zum Gemüse geben.
- Die Pinienkerne ohne Fett kurz anrösten und auf dem Gemüse verteilen.
- Gurke waschen und fein würfeln. Biojogurt mit Gurkenwürfeln, durchgepresstem Knoblauch, Salz und Pfeffer verrühren. Das Tsatsiki zum Gemüse servieren.

Pro Portion

ca. 210 kcal, 8 g EW, 10 g F, 24 g KH

Spinat-Puten-Pfanne

- Filets in Streifen schneiden. In Olivenöl bei großer Hitze 3 Minuten rundum anbraten, mit Pfeffer, Paprikapulver und Koriander würzen.
- Hitze reduzieren und Fleisch herausnehmen. Spinatblätter zum Bratrückstand geben und mit der Basenbrühe aufgießen.
- Knoblauch schälen, fein hacken und dazugeben, etwa 3 Minuten dünsten. Auf kleiner Flamme mit den Putenstreifen nochmals 3 Minuten ziehen lassen.
- Vor dem Servieren mit Basilikum garnieren.

Für 2 Personen

2	Putenfilets a 100 g
	Pfeffer
	Paprikapulver
	Koriander
2 El	Olivenöl
300 g	Blattspinat
1/4 l	Basenbrühe (Rezept S. 111)
2	Knoblauchzehen
	Basilikumblätter zum Garnieren

Pro Portion

265 kcal, 23 g EW, 19 g F, 4 g KH

Kartoffelgnocchi

- Kartoffeln in der Schale ca. 25 Minuten garen, pellen und durch die Kartoffelpresse drücken.
- Ei, Salz, Muskat und so viel Kartoffelmehl zugeben, dass eine feste Masse entsteht. Aus dem Teig fingerdicke Rollen formen, davon 2 cm dicke Stücke abschneiden.
- Die Gnocchi in leicht siedendem Salzwasser ziehen lassen, herausnehmen, kurz abtropfen lassen.
- Basilikum abbrausen, trockentupfen und in Streifen schneiden. Butter zerlassen und die Gnocchi mit dem Basilikum darin schwenken. Mit geriebenem Parmesan bestreut servieren.

Für 2 Personen

300 g	Kartoffeln
1 Ei	
	wenig Salz
	Muskat
	etwas Kartoffelmehl
1/2	Bund Basilikum
2 EL	Butter
50 g	Parmesan

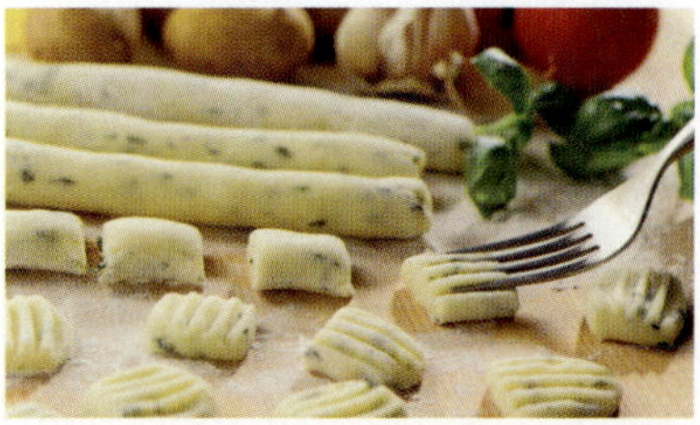

Pro Portion

ca. 390 kcal, 19 g EW, 23 g F, 27 g KH

Polentanocken mit Brokkoli-Möhren-Gemüse

Für 2 Personen

1/2 l	Basenbrühe (Rezept S. 111)
	wenig Salz
100 g	Polenta
200 g	Brokkoli
2	Möhren
2 EL	Sahne
1	Zweig Estragon
	Pfeffer

- Die Hälfte der Basenbrühe, 200 ml Wasser und etwas Salz aufkochen. Die Polenta einrühren und zugedeckt 30 Minuten bei geringer Hitze quellen lassen.
- Brokkoli und Möhren putzen, klein schneiden und in der restlichen Basenbrühe bissfest garen. Gemüse herausnehmen.
- Basenbrühe, Sahne und Estragonblätter aufkochen. Mit Pfeffer abschmecken.
- Das Gemüse in der Soße schwenken.
- Von der Polenta Nocken abstechen und auf Tellern anrichten. Gemüse über die Nocken geben.

Pro Portion
ca. 560 kcal, 17 g EW, 21 g F, 76 g KH

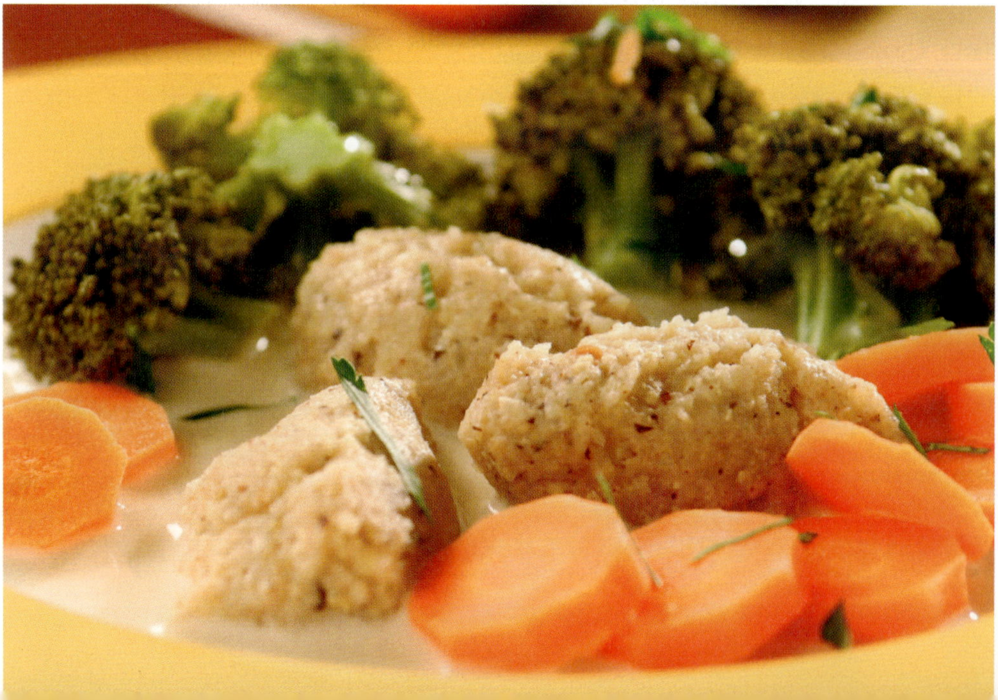

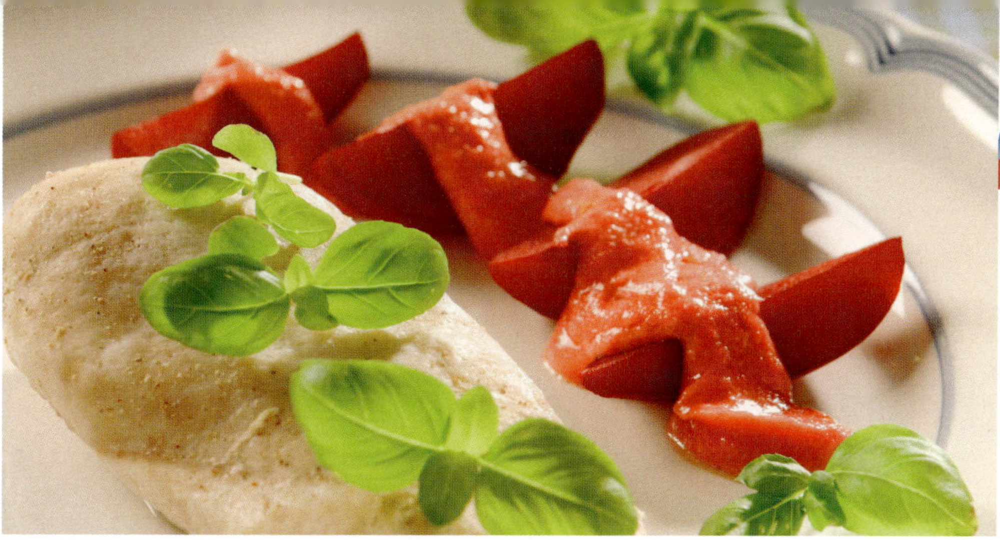

Hähnchenbrust mit Rote-Rüben-Kartoffeln

- Hähnchenfilets in Folie im Backrohr bei 200 Grad ca. 20 Minuten braten.
- Die Kartoffeln in der Zwischenzeit vierteln, in Rübensaft kochen, ein Lorbeerblatt dazugeben. Ca. 20 Minuten kochen lassen.
- Danach die Kartoffeln abseihen und in Öl und Meerrettich anschwitzen. Die Kartoffeln mit etwas Salz und Pfeffer würzen.
- Alles zusammen auf Tellern anrichten und mit Basilikumblättern garnieren.

Pro Portion

478 kcal, 32 g EW, 19 g F, 25 g KH

Tipp Zu diesem Gericht passt eine Kräutersoße besonders gut: Geben Sie Thymian, Estragon, Oregano und Rosmarin, frisch und fein gehackt, zu angedämpften Zwiebeln – und reiben in die warme Soße eine halbe rohe Kartoffel, um sie ein wenig zu binden.

Für 2 Personen

2	Hähnchenfilets a 100g
2 TL	Olivenöl
	Basilikum
150 g	Kartoffeln
30 g	Meerrettich
1/2 l	Rote-Rüben-Saft
1	Lorbeerblatt
	verschiedene Kräuter
2 EL	Sahne
1 EL	Mehl

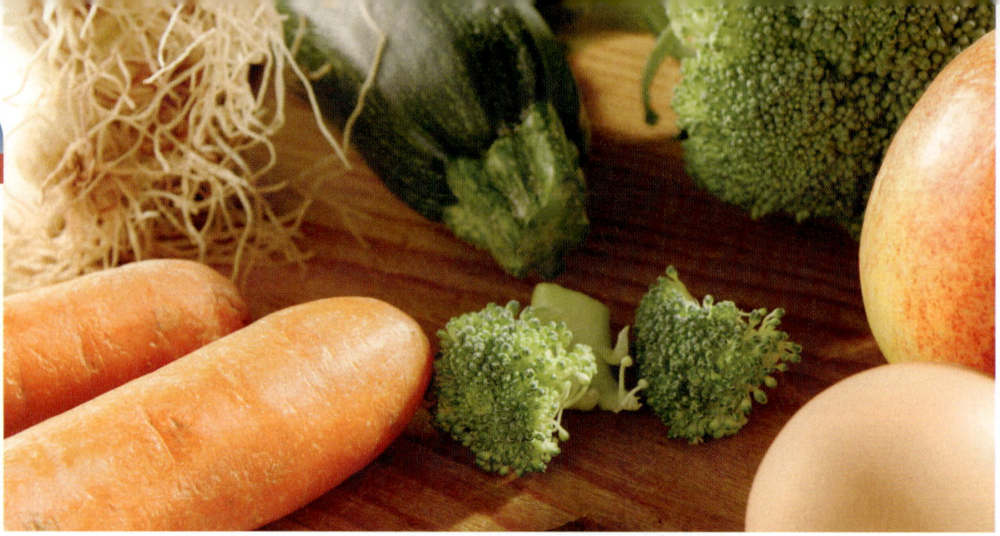

Gemüsecurry mit Äpfeln

Für 2 Personen

100 g	Möhren
1/2	Zucchino
1	Paprikaschote
150 g	Brokkoli
1	Zwiebel
1 EL	Distelöl
1 EL	Curry
200 ml	Basenbrühe (Rezept S. 111)
100 g	Frischkäse
1	Apfel
1,5 EL	Apfelsaft
	Salz und Pfeffer

- Möhren schälen, Zucchino waschen. Das Gemüse in ca. 5 cm lange Stifte schneiden. Paprika entkernen und in schmale Streifen schneiden. Brokkoli in kleine Röschen zerteilen.
- Die Zwiebel schälen, würfeln und im heißem Öl andünsten. Den Apfel schälen, das Gehäuse entfernen und in kleine Würfel schneiden. Currypulver darüber stäuben und bei schwacher Hitze kurz anschwitzen.
- Möhren und Paprika hinzufügen und kurz anbraten. Basenbrühe dazugießen und ca. 5 Minuten bei schwacher Hitze köcheln lassen.
- Brokkoli, Zucchini und Apfelwürfel dazu geben und weitere 5 Minuten garen lassen. Frischkäse und Apfelsaft unter das Gemüsecurry rühren. Mit Salz und Pfeffer abschmecken.

Pro Portion

ca.: 277 kcal, 20 g EW, 20 g F, 19 g KH

Gemüsegratin mit Seezunge

- Kartoffeln schälen und würfeln. Fenchel in Streifen schneiden. Beides in 100 ml Basenbrühe 15 Minuten köcheln lassen.
- Frühlingszwiebeln klein schneiden und zugeben. Gemüse in eine feuerfeste Form füllen. Saure Sahne mit Eiern verrühren, mit wenig Salz und Pfeffer würzen. Über das Gemüse gießen und im Ofen bei 200 °C ca. 15 Minuten überbacken.
- Seezunge mit Zitonensaft marinieren. Zugedeckt in der restlichen Basenbrühe bei milder Hitze in ca. 10 Minuten garen. Zum Gratin servieren.

Pro Portion

ca. 520 kcal, 57 g EW, 17 g F, 27 g KH

Tipp Anstelle von Seezunge können Sie auch Kabeljau-, Rot-, Goldbarsch- oder Seelachsfilet verwenden!

Für 2 Personen

100 g	Kartoffeln
1	Fenchelknolle
200 ml	Basenbrühe (Rezept S. 111)
2	Frühlingszwiebeln
2 EL	saure Sahne
2	Eier
	wenig Salz
	Pfeffer
200 g	Filet von der Seezunge
	Saft von 1 Zitrone

Hirse-Pilz-Auflauf

- Pfifferlinge in ca. 125 ml Wasser einweichen. Brühe und Hirse zufügen und 20 Minuten garen. Erbsen zugeben.
- Champignons klein schneiden. Mit der Hirse in eine Auflaufform geben. Eier und Gewürze verquirlen, darübergießen
- Mit geriebenem Käse bestreuen und bei 200 Grad 15–20 Minuten backen.

Pro Portion

ca.: 450 kcal, 32 g EW, 18 g F, 48 g KH

Für 2 Personen

20 g	getrocknete Pfifferlinge
300 ml	Basenbrühe (siehe S. 111)
125 g	Hirse
150 g	TK-Erbsen
125 g	Champignons
2	Eier
1 TL	Majoran
50 g	Emmentaler
	Salz und Pfeffer

Zucchiniauflauf

Für 2 Personen

2		Zucchini
2		Kartoffeln
1	TL	Olivenöl
2		Zwiebeln
1/2	l	Milch
1		Prise Muskatnuss
2	TL	gehackter Liebstöckel

- Kartoffeln waschen und schälen und in etwa 1 cm dicke Scheiben schneiden. Die Kartoffelscheiben 5 Minuten in leicht gesalzenem Wasser kochen.
- Eine Gratinform mit dem Olivenöl auspinseln. Die Zwiebel schälen und in Ringe schneiden. Die Zucchini gut waschen und in Scheiben schneiden. Das Gemüse in die Form einschichten.
- Milch mit Muskatnuss und Liebstöckel würzen und über den Auflauf gießen. Bei 200 Grad etwa 20 Minuten im Ofen backen.

Pro Portion

ca.: 420 kcal, 23 g EW, 16 g F, 70 g KH

Tipp Mit den Zucchini harmonieren auch Karotten besonders gut. Probieren Sie den Gratin doch mal in dieser Kombination.

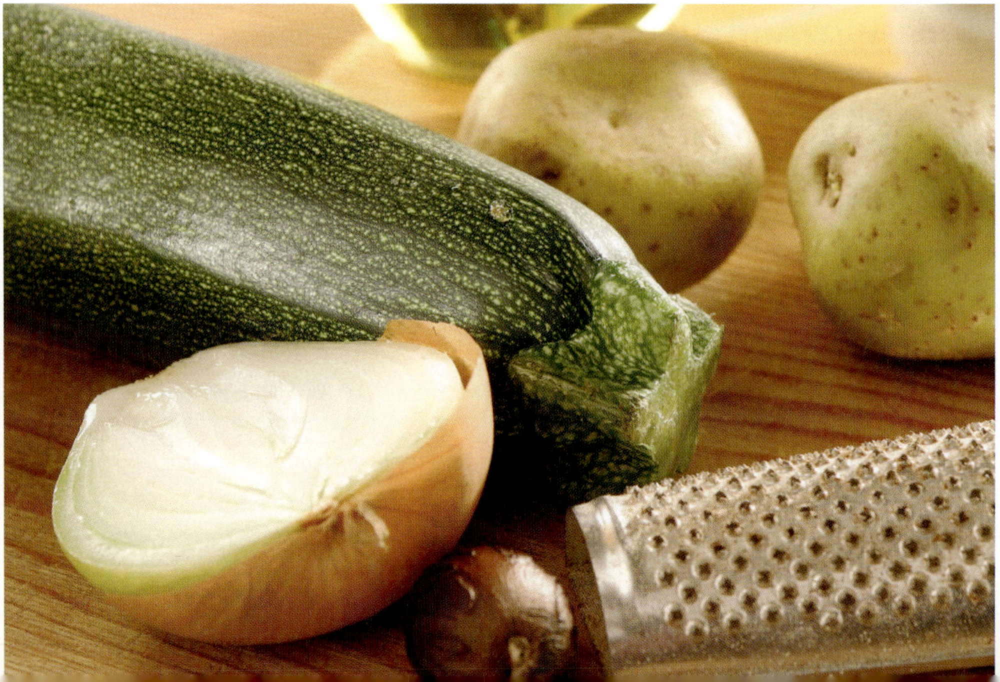

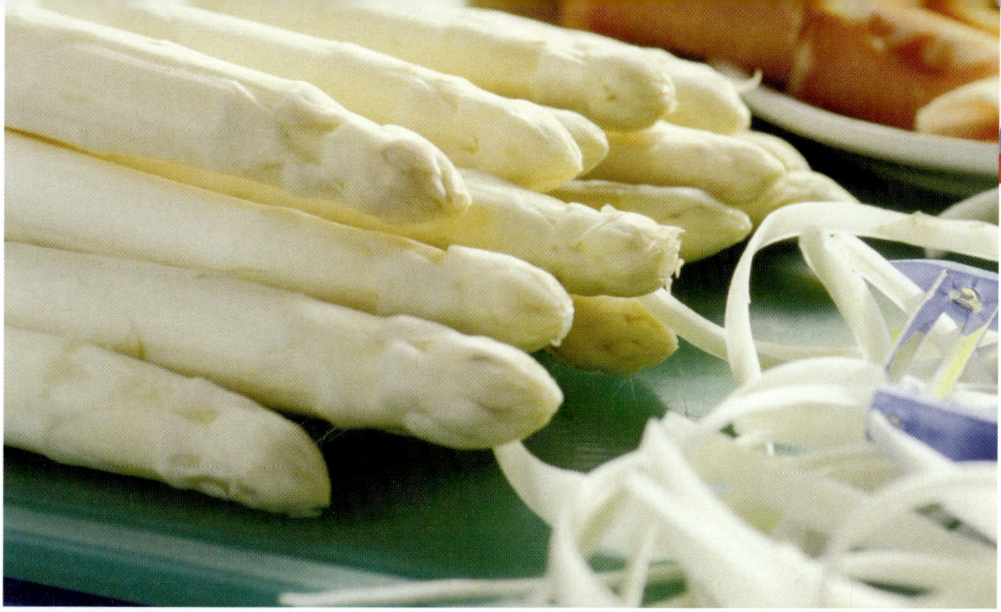

Spargel aus dem Wok mit Zitronenhuhn

- Die Hähnchenbrüste in Scheiben schneiden. Zitronengras in Ringe schneiden und mit Zitronenthymian, Zitronenschale, Sojasoße, Zitronenpfeffer und Öl vermengen und das Fleisch darin einige Stunden marinieren.
- Spargel schälen und in ganz dünne Scheiben schneiden. Die Hähnchenstreifen aus der Marinade nehmen und im heißen Wok mit etwas Pflanzenöl kurz anbraten, wieder herausnehmen und warm stellen.
- Zuerst den weißen Spargel im Wok anbraten, etwas später den grünen Spargel zugeben. Mit Zitronensaft, Salz und Curry abschmecken.
- Zum Schluss das Fleisch wieder zugeben, nochmals durchschwenken und abschmecken.

Pro Portion

262 kcal, 25 g EW, 29 g F, 10 g KH

Für 2 Personen

2	Hähnchenbrustfilets à ca. 100 g
1	Stange Zitronengras
1/2	Bund Zitronenthymian
	Schale einer halben Zitrone
2 EL	Sojasoße
2 EL	Erdnussöl
250 g	weißer Spargel
250 g	grüner Spargel
	Curry
	Salz und Pfeffer

Bananenschaum

Für 2 Personen

1		Banane
2	EL	Magerquark
		Mineralwasser

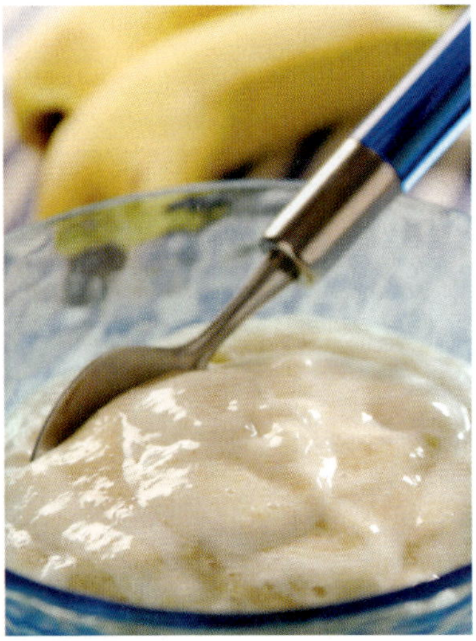

◊ Banane schälen, pürieren.

◊ Quark mit Wasser glatt rühren. Bananenpüree unterheben

Pro Portion

ca. 40 kcal, 1 g EW, 0 g F, 9 g KH

Sauerkirschbombe mit Haselnüssen

Für 2 Personen

100	g	entsteinte frische Sauerkirschen
1/2	l	Orangensaft
1		Zimtstange
3		Blatt eingeweichte Gelatine
1	TL	Ahornsirup
2	TL	gemahlene Haselnüsse

◊ Die Sauerkirschen mit dem Orangensaft und der Zimtstange aufkochen. Zimtstange entfernen, Kirschen und Saft im Mixer pürieren.

◊ Ausgedrückte Gelatine und Ahornsirup unterrühren und das Fruchtpüree in Tassen füllen. Im Kühlschrank mindestens 2 Stunden fest werden lassen.

◊ Tassen kurz in heißes Wasser tauchen und das Dessert auf Teller stürzen. Mit den Nüssen garniert servieren.

Pro Portion

ca. 120 kcal, 2 g EW, 1 g F, 26 g KH

Tipp Statt der Kirschen können Sie auch Himbeeren verwenden.

Sachverzeichnis

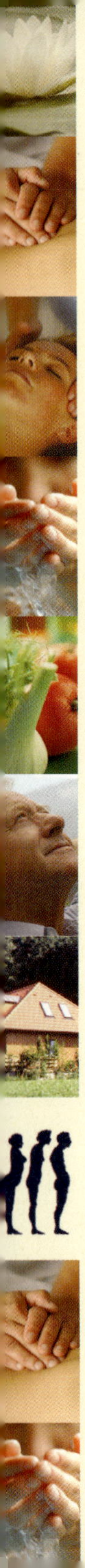

Naturheilverfahren – nach Dr. med. Robert M. Bachmann

Die Dr. F.X.Mayr-Kur

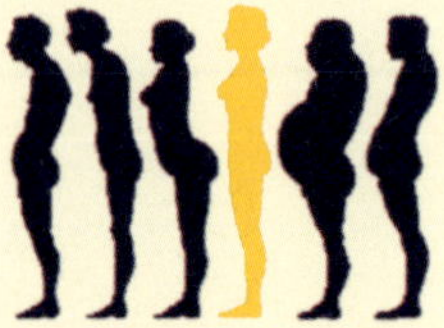

Haltungsformen
nach Dr. F.X. MAYR

Diagnostik und Therapie nach Dr. F.X.Mayr
Fortbildungsveranstaltung zum Thema Naturheilverfahren:
Über die Akademie für Naturheilkunde wird dieser Kurs in Theorie und Praxis angeboten. Er befähigt die Teilnehmer, Diagnostik und Therapie nach Dr. F.X. Mayr gezielt in der Behandlungspraxis einzusetzen. Der Kurs ist geeignet für medizinisch-therapeutische Berufsgruppen, z.B. Heilpraktiker, medizinische Bademeister und Kneipp-Bademeister, Arzthelferinnen, Physiotherapeuten, Gesundheitspädagogen, auch Pflegeberufe, Angehörige, Medizinstudenten, Zivildienstleistende u.a.
Weitere Kurse finden Sie unter www.drbachmann.de

Basenpulver / Basentabletten nach Dr. Bachmann®

Bei Mineralien- und Elektrolytmangel zur Regulierung des Säure-Basen-Haushaltes.
Bei Stress-Symptomen und Ernährungsfehlern, Konzentrationsschwäche, Vorbeugung bei Kopfschmerz und Migräneneigung, Muskelkrampf, Magen- und Darmstörungen, zur Unterstützung beim Fasten, Entgiftung und Entschlackung sowie bei Heilfastenkuren bzw. kalorienreduzierten Kostformen. Steigert körperliches, geistiges und seelisches Wohlbefinden, Aktivität und Leistungsfähigkeit. Bei Ernährungsfehlern wie zu spätes, fettes, schnelles Essen, zuviel Fleisch, Kaffee, Alkohol, Bewegungsmangel und Streß.

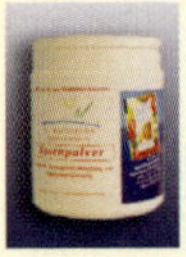

Neu ist das 7-Tage Basen-Fasten-Paket für Gesunde nach Dr. Bachmann®
Das Komplett-Paket für eine 7-Tage-Fastenkur zum Abnehmen und Wohlfühlen.
Ideal für Urlaub – Freizeit – Wellness

Bezugsquelle:
Bücher, Heilkräutertees, Fastenpaket, Mineralstoffpräparate und andere wichtige Wellness- und Gesundheitsartikel zum Thema:
AC - SHOPPING
Römerstr. 21, 86842 Türkheim
Tel.: 0049 (0) 08245 / 903377
Fax: 0049 (0) 08245 / 903378
Email: kontakt@saeure-basen-therapie.de

DR. BACHMANN®
NATURHEILVERFAHREN

Naturheilverfahren – nach Dr. Bachmann im Überblick

- Säure-Basen-Balance
- Migräne und Kopfschmerzen
- Schmerztherapien (Arthrose, Rheuma, Wirbelsäulenleiden)
- Magen- und Darmerkrankungen
- Hauterkrankungen (Neurodermitis, Ekzeme, Akne u.a.)
- Asthma und chronische Bronchitis
- Stoffwechselerkrankungen (Diabetes, Harnsäureleiden, Gicht)
- Venenleiden
- Müdigkeit
- Herz- und Kreislauferkrankungen u.a.

Internet-Informationen zum Thema Naturheilverfahren

www.saeure-basen-therapie.de
www.allergie-naturheilverfahren.de
www.darm-gesund.de
www.drbachmann.de
www.f-x-mayr.net
www.f-x-mayrkur.de
www.geriatrie-naturheilverfahren.de
www.juckreiz-naturheilverfahren.de
www.klinik-naturheilverfahren.de
www.migraenefrei.de
www.muedigkeit-naturheilverfahren.de
www.neurodermitis-naturheilverfahren.de
www.rheuma-naturheilverfahren.de
www.schmerz-naturheilverfahren.de
www. lehrstuhl-naturheilkunde.de
www.bad-wildingen-naturheilverfahren.de

Dr. Bachmann
Tagesklinik für Naturheilverfahren
Römerstr. 21, 86842 Türkheim
Tel.: 00 49 (0) 82 45/90 33 77
Fax: 00 49 (0) 8245 / 903378
www.tagesklinik-naturheilverfahren.de